知的生きかた文庫

頭の働きが「最高によくなる」本

築山　節

三笠書房

はじめに

このシンプル習慣が、頭を最高に刺激する！

私は長年、脳神経外科医として多くの患者さんたちと接してきましたが、最近、特に感じていることがあります。

それは、**「頭の働きが一時的に低下している人が増えている」**ということです。

「どうも頭が冴えず、仕事がはかどらない」

「集中力が続かずに、すぐに違うことを考えてしまう」

「最近、もの忘れをすることが多い」……。

以前と比べ、こうした相談を受ける機会が非常に増えています。

仕事や日常生活の場面で、どことなく違和感を覚える。

これまでは「普通にできたこと」が、「一時的にできなくなっている」。

脳の原則から見ると、そうした症状には、明白な理由があります。

脳は怠け者で、すぐにラクをしたがります。普段から意識してコントロールしようとしていないと、すぐに安きに流れるようにできているのです。

といっても、特殊なことをする必要があるわけではありません。

「毎朝同じ時間に起きる」「出勤前の行動をパターン化する」「仕事に時間の制約をつくる」

こうした、**シンプルなルールで縛る**ことが、じつは頭の働きをよくするうえで、最も合理的で有効なのです。

脳は機械ではなく生体の一部。「身体をキビキビ動かす」ために準備が必要なのと同様、「頭をキビキビ働かす」ためにも、正しい準備が必要だということです。

そうした立場から、本書では「頭の働きが最高によくなる」方法を具体的にご提案していきます。

まず1章で、「頭の働きを最高によくする」うえで最低限知っておきたいコツをご紹介します。2章では、その基盤となる「生活リズムの整え方」、3章では、頭の働きを阻害する「悪い習慣」についてお話しします。

そして、4章で「記憶・集中・思考」といった仕事に必要な能力の高め方を、5章で「気持ちの整理」の仕方を、お伝えしていきます。

6章は、特に効果的だと思う方法を厳選しました。本書のおさらいとしてお読みいただければ、一層効果的だと思います。

朝起きてから夜寝るまで、**「当たり前」のことを「当たり前のようにやる」**。

それが、みなさんの「頭の働きを最高によくする」一番の秘訣です。

本書をそのための手引書としてお使いいただき、1つでも多くの方法を試してみてください。

これから、さらに充実した日々を過ごそうとしているみなさんに、この本がお役に立てば幸甚です。

築山　節

『頭の働きが「最高によくなる」本』◆もくじ

1章 頭を「最高に働かせるコツ」を知ろう

2章 まずは、「生活リズム」を整えよう

3章 頭のモヤモヤを「スッキリさせる」習慣

4章 「記憶・集中・思考」を最高に高める法

5章 頭がいい人は「気持ちの整理」がうまい

6章 さあ、今日から「冴える頭」になろう！

本文イラスト――瀬川　尚志
本文ＤＴＰ――川又美智子

1章

頭を「最高に働かせるコツ」を知ろう

01 「頭が冴えた状態」は自分でつくれる

✲「頭がいい人」とはどんな人？

私たちは、普段、何気なく「頭がいい」という言葉を口にしたり、耳にしたりしています。

しかし、よく考えると、この言葉はとても抽象的な言葉のように感じます。

あなたは、どのような人のことを「頭がいい人」だと思いますか？

「勉強ができる人」「知識が豊富で、もの知りな人」「記憶力が抜群な人」「真面目にコツコツ努力する人」「1を聞いて10を知るような人」……。

人によって、いろいろな解釈のしかたがあるでしょう。

1つ言えることは、**「勉強ができる＝頭がいい」というような単純なものではない**ということです。

学校の試験ではかれるものとは、おもに知識の定着度、理解度、そして、筋道立てて考えられるかどうかだと思います。ただ、それは人の脳力の一面を取り上げているにすぎません。

もちろん、日常生活においても、豊富な知識や、論理的に考える力は大切です。それを否定するつもりはありません。

ただ、それ以上に大切なことがあるのではないかと私は思います。

例を挙げれば、「人から自分がどう見られているかがわかる」、つまり、「自分を客観視できる」ということです。

自分を客観視できるということは、裏を返せば、「人の立場に立ってものごとを考えられる」「何を求められているかがわかる」ということでもあります。

そうしたことを自然とできる人が、社会では、「頭がいい人」という評価を受けるのではないでしょうか。

✲たとえば、「1時間かかる仕事が30分で終わる」

本書では、脳神経外科医として、長年、多くの患者さんと向き合ってきた経験をもとに、**「頭の働きを最高によくする方法」**を提案していきます。

「何から手をつけていいかわからない」
「最近、もの忘れをしがちで、困っている」
「集中力が続かずに、すぐに違うことを考えてしまう」
「いいアイデアが浮かばない。何か手はないか」……。

このような相談を多くの人たちから受けてきました。

この本をお読みのみなさんの中にも、もしかしたら、同じようなことで悩んでいる方がいるかもしれません。

こうした症状のほとんどは、**一時的に「頭の働きが低下している状態」**であると考えるほうが自然だと思います。

さあ、今日から「冴える頭」になろう！

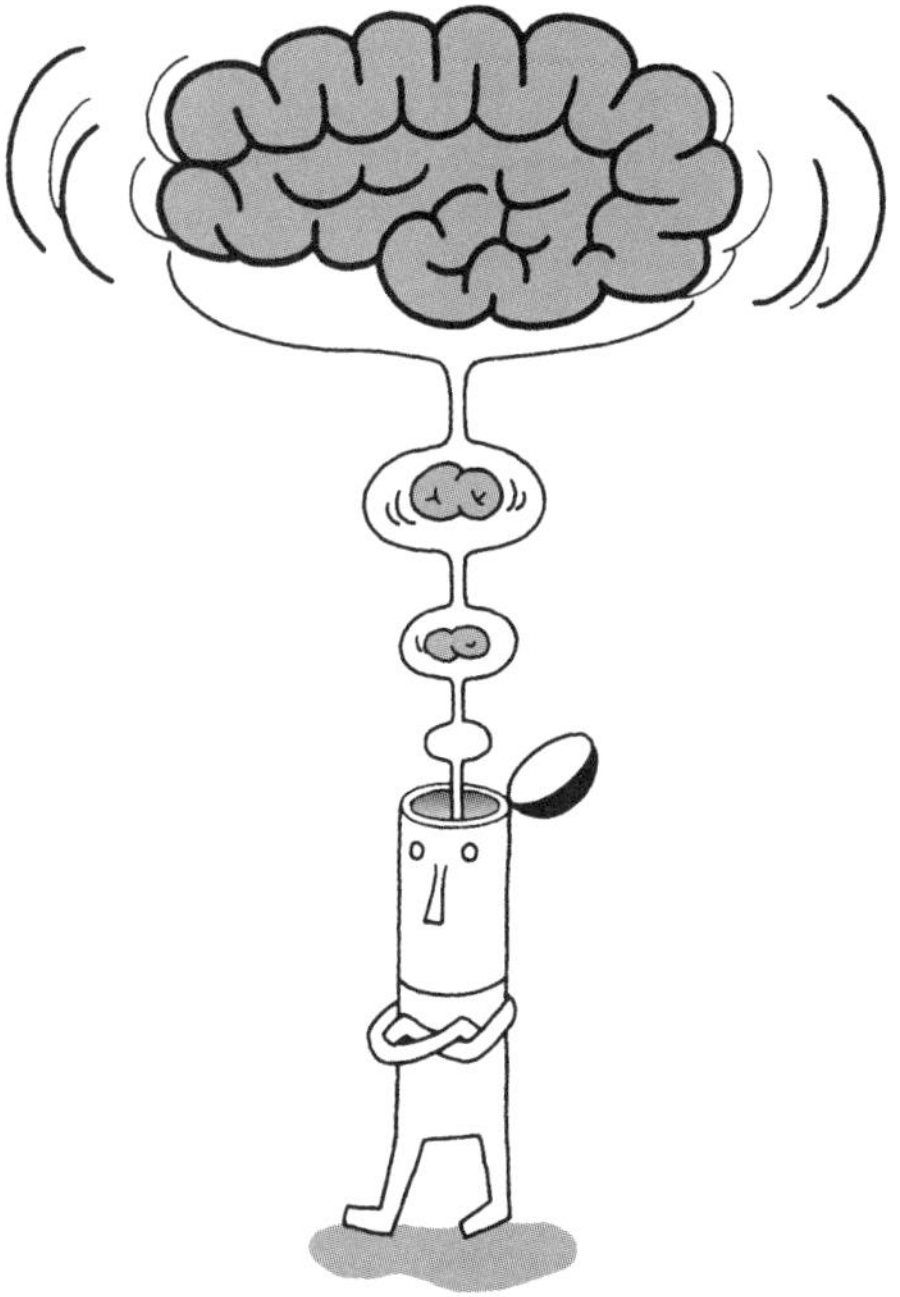

脳が最高に活性化する習慣

「本来であればできる」、または、「以前はできていた」ことが、今はできなくなっているのだとすれば、それを元に戻してあげさえすればいいわけです。

頭の働きが低下している状態が長引けば、ますます頭の働きが低下するという悪循環につながります。早めに手を打つことが重要です。

脳というのは、機械ではなく生体の一部です。スイッチを入れれば、すぐに機能するというような、単純なつくりにはなっていません。頭の働かせ方にもコツがあるのです。

難しく考える必要はありません。生体の一部なのですから、脳の性質を踏まえたうえで、**ごく基本的なことを行なうことが大切**なのです。基本的なことをきちんと行なうことが、集中力や記憶力を高めたり、頭の回転を速くしたりする秘訣だということです。

あなたも、「今日は頭が抜群に冴えているな」と実感した経験があるでしょう。

「いつもは1時間かかるような仕事が、その日は作業がテキパキ進み、気づいたら30分で終わってしまった」というようなことが。

そうした「頭の働きがいい状態」は、たまたまできたように思えるかもしれませんが、じつはそうではありません。そこには、頭の働きがよくなる、きちんとした理由があるのです。

本書では、その理由を明らかにするとともに、**「頭の働きがいい状態」を、意識的につくり出す方法**を具体的に提案していきます。

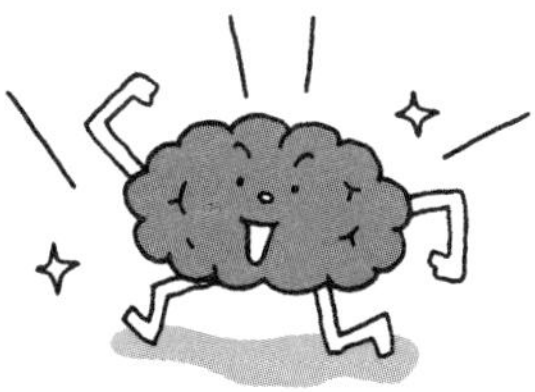

02 「頭が冴えるスイッチ」はどこにある？

✲脳機能の「階層性」――脳には3つの場所がある

「スイッチを押すと、急に頭が冴えるようになる、そんな場所はありませんか？」

これは、私があるラジオ番組に出演したときに受けた質問です。

「どうしたら冴えた頭になるか」というテーマで、いろいろなお話をさせていただいたのですが、残念ながら、**頭が冴えるスイッチのような便利なものはありません**。

こんなことを言うと、ガッカリされる方もいるかもしれません。頭の働きを活発にするためには、ある程度の準備が必要なのです。

わかりやすいように、例を挙げて説明をしたいと思います。

脳は、昔のテレビに似ているところがあります。

若い人たちにはなじみが薄い話かもしれませんが、昔のテレビは、スイッチを入れてもすぐには明るくならず、映像がハッキリと映るまでにしばらく時間がかかりました。

これは、初期のパソコンも同様で、実際に使えるようになるまでに、やはりある程度の時間がかかったものです。

「スイッチを入れてから、実際に使えるようになるまで時間がかかる」

これは私たちの脳もまったく同じです。

たとえば、朝起きたとき、誰でも頭がボーッとしているでしょう。とても冴えているとは言えない状態だと思います。

ところが、起きてしばらく時間がたつと、周りがすっきりと見えてきて、脳が冴えてきます。

なぜ、脳が働き出すまでに時間がかかるのでしょうか？

これを理解していただくために、脳機能の「階層性」のお話をしたいと思います。少し難しい言葉が続きますが、頭の働きをよくするうえで、とても大切なことですので知っておいてください。

「階層性」とは、脳の機能が層別に分かれていることを言います。

脳には、脳幹、大脳辺縁系、大脳新皮質という3つの場所があります。

一番深部に脳幹、次に大脳辺縁系、そして、一番表面に大脳新皮質という順で並んでいます。

外部からの情報は、目、耳、皮膚などを介して、「①脳幹→②大脳辺縁系→③大脳新皮質」という順で処理されます。

つまり、脳はすべての機能が同時に動き出すわけではなく、「より深い部分から順に立ち上がっていく」という特徴を持っているのです。

ですから、**脳が働き出すまでの準備時間が必要**だということです。

なぜ、頭が働くまでに時間がかかる？

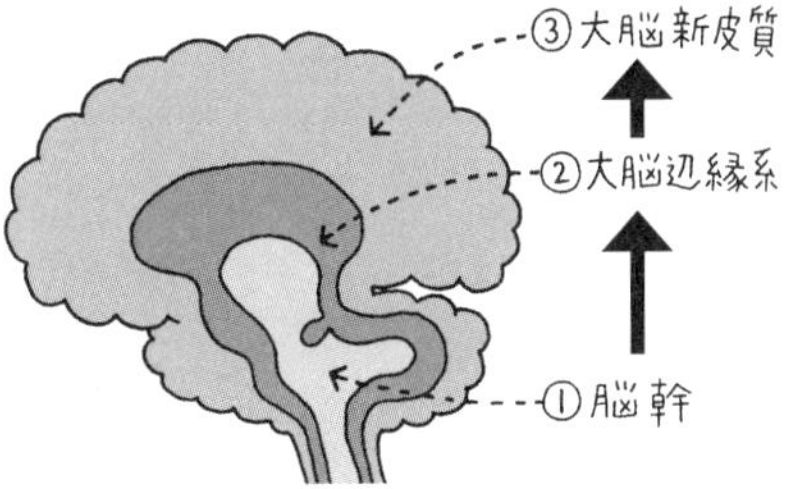

脳はこの順番で目覚める

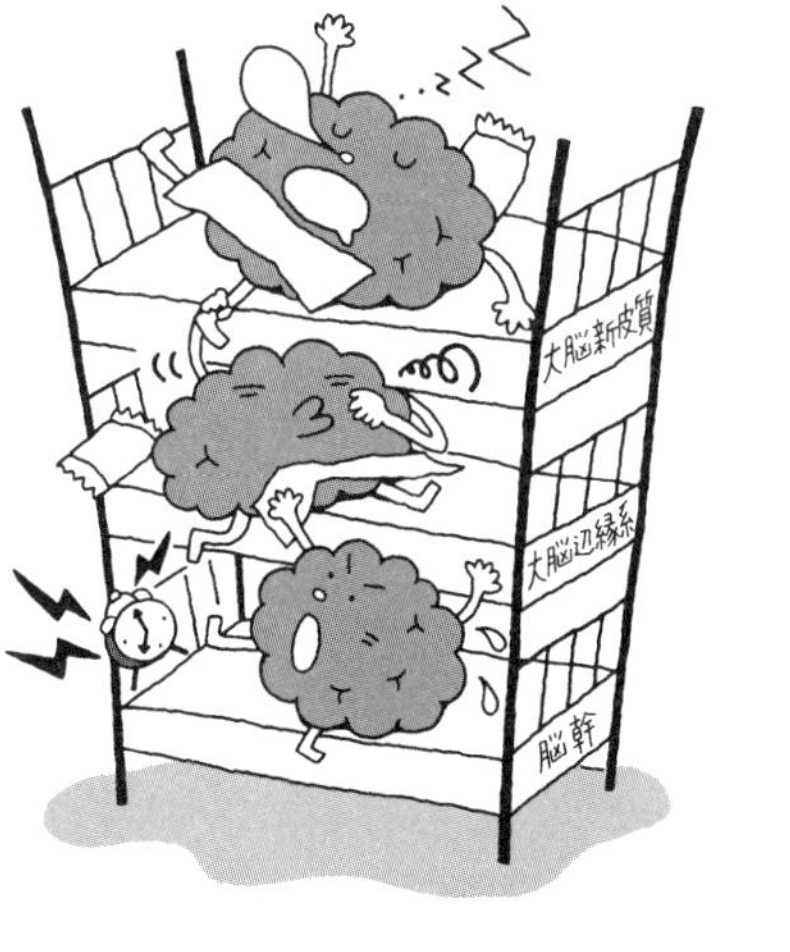

✲頭が「最高に働く時間帯」を知ろう

朝、目覚まし時計が鳴ったとき、「うるさいな！　もう少し寝かせてくれよ」と感じる日と、「もう起きなくては！」とガバッと起き上がれる日があるでしょう。

じつはこれも、脳の「階層性」という点から説明することができます。

目覚まし時計の音を聞いたとき、最初に反応するのは、「好き・嫌い」を判断する大脳辺縁系です。

たとえば、休み明けの月曜日の場合、時計の音を「うるさい」と感じる人が多いと思います。

ところが、それが、楽しい旅行の日だった場合には、うるさいと感じるどころか、「さあ、起きるぞ！」とふとんを跳ね上げる勢いで目覚めることができるのです。

このように、大脳辺縁系の反応は、「好き・嫌い」、あるいは「快・不快」という本人の価値判断が大きく影響します。

脳のすべての部位が働くには、時間がかかります。朝、目覚めたとき、脳が敏感に反応するのは、せいぜい旅行など、楽しいことがある日くらいでしょう。

楽しかった休み明けの月曜日は、脳の反応の最も鈍い日と言ってもいいかもしれません。

ですから、月曜日の朝は、普段より30分くらい早めに起きて、ゆっくりと準備をして出かけたほうが、生活リズムとしては理想的です。

脳の「階層性」の原則は、起床後の活動にも影響を及ぼします。

たとえば、仕事を始めるときに、あなたはどの順序で始めますか？

①今日必ずしなければならないことから始める

②いつもやっている簡単なことから始める

先ほど説明したように、脳への情報は活動の初期に、大脳辺縁系の部分、つまり、本人の価値判断が大きく影響する「感情系」の部分を通ります。

もしも、大脳辺縁系で「難しい」「うまくいかない」という反応が起こってしまうと、その後の処理時間に大きな差が出てしまいます。

ですから、仕事を始めるときは、②の「いつもやっている簡単なことから始める」ほうが効率的だと思います。

私も、普段はこの脳の特徴を踏まえて、外来診察を行なうようにしています。

参考までに、ちょっと紹介してみましょう。

外来診察を行なう日は、時間帯を次のように調整します。

・開院直後（9時台）の時間帯は、**長年通院している人たち**の診察にあてる。
・11時台は、初診の人たちや、**説明に時間を要する人たち**の診察にあてる。

開院直後の時間帯は、頭の働きが徐々に高まっている途中段階であるため、なるべく難しい診察は避けるようにしています。

長年通院している人たちは、あらかじめどのような状態にあるか私自身、よく理

明日、「目覚めるのが楽しみ」!

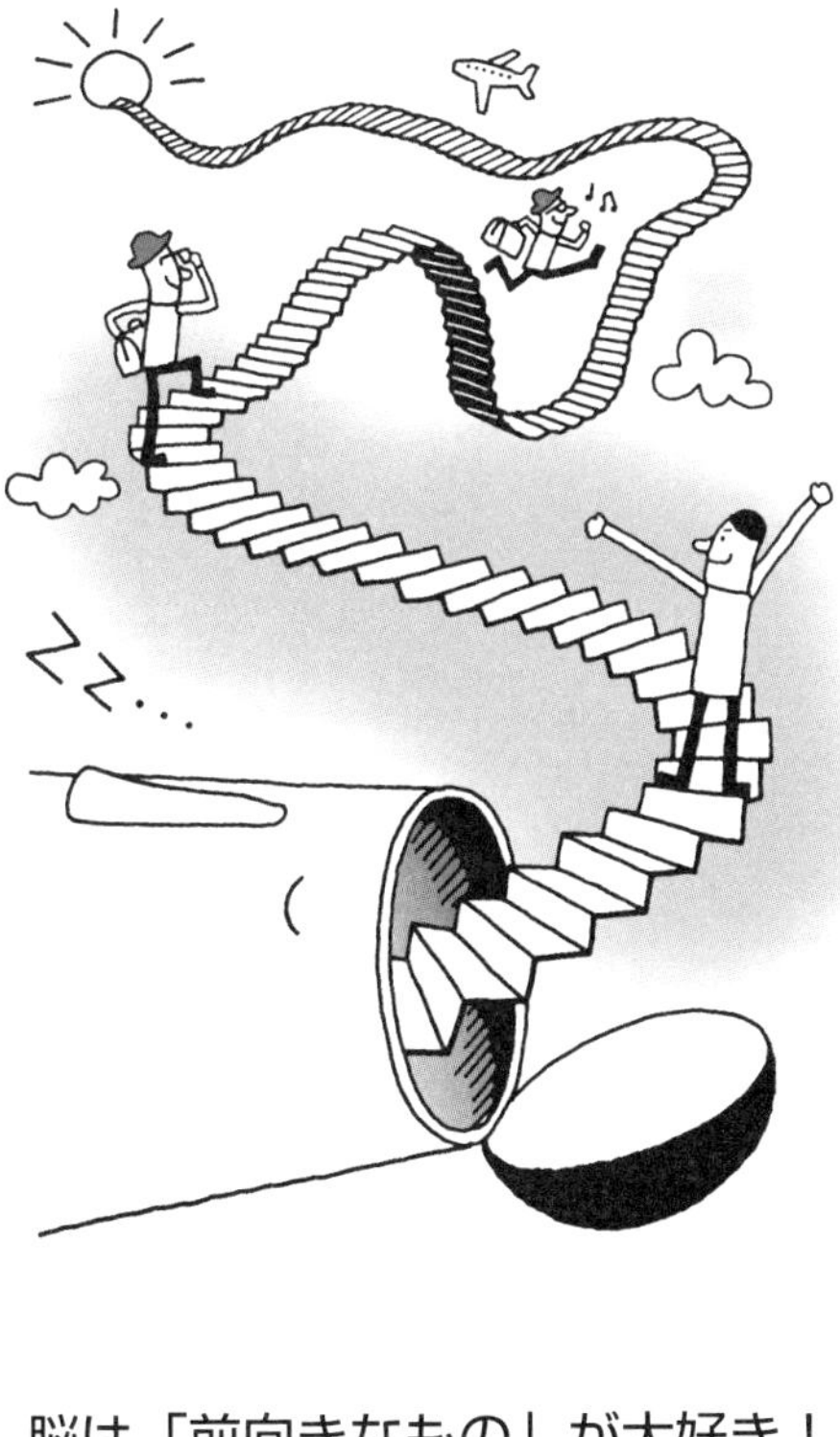

脳は「前向きなもの」が大好き!

解できているため、診察をしやすいという理由があるのです。

一方、初診の人たちの場合、どのような状態にあるのかを詳しく知る必要があります。理解をするのに時間がかかり、比較的難しい仕事だと言えます。

そうした**難しい問題は、一番頭が冴えた時間帯にするほうが効率的**です。だから、頭の働きがピークを迎える時間帯に、難しい診察を入れるようにしているのです。

昔から「試験の日には開始3時間前に起き、試験場に向かったほうがいい」と言います。

なぜ、3時間前かというと、目覚めてから、頭の働きが一番よくなるピークまでにそれくらい時間がかかるからです。これは、脳の階層性の性質から見ても、じつに合理的な考え方だと思います。

脳は機能的につくられた大きなピラミッドのようなものです。そして、膨大なエネルギーを消費する臓器でもあります。

私たちは100メートルを全力で走った後、すぐにもう一度全力で走ることはできません。

脳も同じで、一度最高に働かせたら、その次にはエネルギー補給のために休息を与えなくてはならないのです。

脳にエネルギーの貯蔵庫はなく、脳を働かせるためには時間がかかるのです。

私は本当の意味で**頭が冴えた状態は、1日に2、3回しかない**と思っています。せいぜい、午前中に1回、午後に1回、それ以降に1回の3回程度ではないでしょうか。

ですから、そのタイミングに合わせ、脳を上手に使うことが大切なのです。

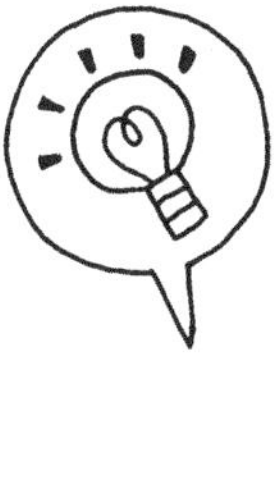

03 脳を「やる気にさせる」準備運動をしよう

✲脳のウォーミングアップに何をすればいいか？

「仕事を始めても、しばらく調子が出ない」

「どうして朝は調子が出ないのだろう」

こんな感覚をお持ちの方もいるでしょう。

前述したように、脳はすべての機能が同時に動き出すわけではありません。機能的に下位の部分（深部）から順に立ち上がります。ですから、頭の働きをよくするための準備運動が必要なのです。

陸上の100メートル走を思い浮かべてみてください。

競技場に到着してすぐに走り出す人はいないでしょう。普通は、準備体操やストレッチで入念に体をほぐしてから、徐々にランニングに移っていき、全力で走る態勢をつくると思います。

これと同じで、本格的に脳が活動するための準備運動が必要になります。その1つが、**「作業興奮」**というものです。

初めて聞く人もいると思います。

簡単に言えば、「やる気」が起きなくても、作業を始めていくと、**自然と「やる気」が引き出される性質**のことです。

作業興奮は、コーチングなどで取り入れられている考え方です。

「最近、モチベーションが上がらずに困っている。どうすればいいでしょうか？」

よくこのような質問を受けることがあります。人によって原因はさまざまですが、1つの解決策として、私は次のように答えることにしています。

どうしても、やる気が湧かないときでも、とりあえず机に向かって仕事を始めてみると、いつの間にか「やる気」が出てきて、時間が経過していることがあるでしょう。それが作業興奮です。

ですから、「やる気が出ないから……」と言う前に、まず机に向かって30分仕事をしてみることです。いつの間にか「やる気」が出ていると思いますよ。

いかがでしょうか？　普段、意識はしていないかもしれませんが、多くの人が、作業興奮に近い状態を自然とつくっているのではないでしょうか？

普段、**無意識につくり出している作業興奮を、意識してつくる**ようにすると、仕事や勉強などの効率アップにとても役立つと思います。

私の場合、次のような順序で作業興奮の状態をつくっています。

朝起きたら、まず歯磨きをして顔を洗います。そして着替えをしてから、犬と散歩に行きます。散歩から戻ったら朝食を取り新聞を読みます。

新聞を読み終わったら、出かける用意をし、病院に出勤します。約20分間歩き、

「頭の働き」をピークにもっていく！

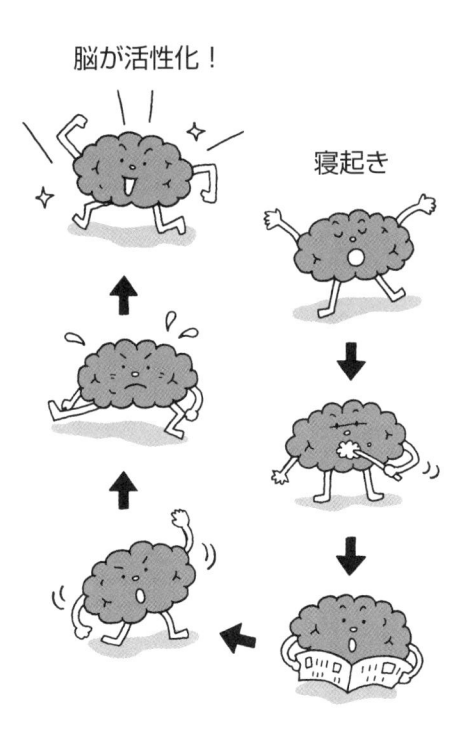

脳にも準備運動が必要！

職場に着きます。

平日の朝は、ほとんどこのパターンの繰り返しです。

メジャーリーグで活躍するイチロー選手も、試合の日は、早くから球場に行き、ストレッチ、キャッチボール、バッティング練習など十分な量の基礎練習をして試合に臨むと聞いたことがあります。

私の朝起きてからのパターン行動も、イチロー選手の試合前の準備行動も、それぞれの作業興奮のつくり方です。

脳が活性化する前の時間帯をマニュアル化すると、頭が冴える時間帯が把握できます。

頭の働きがピークになる時間帯がわかれば、そのピークに合わせて仕事などの計画を立てることもできるでしょう。

作業興奮をうまくつくることができれば、比較的ラクに仕事の能率を高めることができると思います。

✲「やる気」の上手な高め方

「やる気」は脳の側坐核《そくざかく》というところでつくられます。ここはとても小さな場所で脳の中心部近くにあります。側坐核を刺激するためには、ある程度の時間、継続した脳の活動が必要です。

どの程度の時間かと言いますと、**「最低でも、15分程度」**は必要です。

これは、集中力が切れてしまったときも同じです。前にしていた作業時間の長さや、次に取り組む仕事の時間帯によっても異なりますが、一般的には、**「15分程度の間隔を空ける」**。再び集中して取り組むためには、この程度の時間が必要なのです。

私は1時間に一度は必ず身体を動かすようにしています。院内を歩いて回るのです。このときのポイントは、**前とは違う動作をする**ことです。

デスクワークをしている人は、歩いたり、軽く体操をしたりするといいでしょう。

十分な刺激が継続してくるというのが、側坐核の活動条件ですから、まだ身体が十分に活動していない午前中は、比較的長く移動時間を取るようにしています。私にもどうしても「やる気」が起きないということがあります。そのようなときには、じっと止まっていることは避け、何でもいいからとにかく身体を動かすようにします。

作業興奮のつくり方は、人それぞれ違っていいと思います。

朝起きてから出勤するまでに何をするか？

電車の乗り降りなど、通勤時間帯をどう過ごすか？

あなたにも、自分なりの作業興奮のつくり方があるのではないでしょうか？

職場に気持ちよく到着できる日々の作業興奮ができれば、自然と「やる気」が高まり、能率もグンと上がるかもしれません。

ぜひ、あなた独自の作業興奮をつくってみてください。

04 なぜ、「歩くと頭の働きがよくなる」のか？

ラクをさせすぎると、「脳は退化する」!?

脳はある意味、筋肉と似ています。

脳の力（脳力）と筋力に共通するのは、ともに「使うことによって力が維持されること」です。

筋肉は、継続して使っていなければ、次第にやせていきます。

脳そのものは、簡単にはやせません。しかし、**使う機会が少なくなれば、やはり筋力同様、脳の機能も低下してしまう**のです。

たとえば、病気で1週間寝込んでしまったとします。ようやく治って起き上がったとき、フラフラして歩くのもおぼつかない場合があります。これは、たとえ1週間だとしても、歩くという動作をしなかったために起こった症状なのです。

一度つくり上げた機能も、**使わないと容易に機能低下が起こります**。カラオケで十八番の歌も、しばらく歌わなければすぐに下手になり、覚えた漢字も使わなければ、簡単に書けなくなってしまうのです。

基本的に、人間は「忘れる動物」なのです。

「人から話しかけられても、さっと答えられない」
「文章を読んでも頭に入ってこない」
こんなとき、みなさんは、「頭が冴えない」と感じると思います。

私の外来には、このような30〜40歳代の患者さんが多く訪れます。もちろん、「自分は病気ではないか」と心配してです。

しかし、多くの場合、神経学的にも画像診断的にも問題はありません。病気とは言えない状態なのです。

では、なぜ、このような状態になってしまうのでしょうか？

その1つの理由として、**脳がラクをしすぎている**ことが考えられます。

私たちの周りには、携帯電話やパソコンなど、苦労しなくても相手に情報を伝える手段があります。あるいは、自動車やエレベーター、エスカレーターなどの移動手段がたくさんあります。

その結果として、私たちには「筋肉を使わない＝脳力を使わない状態」が生まれています。

私自身も携帯電話やパソコン、エレベーターといったものを毎日利用していますので、便利なシステムが悪いと言うつもりはありません。

進化する便利なシステムは、現代にはなくてはならないものと考えます。

しかしながら、その便利さのために、自分の頭の働きを休ませてしまっていないかどうか、注意が必要だと思います。

脳の力を落とさないためには、特に、「最近、できなくなったこと」に注意をし、意識的に回復させる努力をしたほうがよいでしょう。

✲「よく歩く＝よく頭が働く」ということ

「運動神経のいい子は、頭がいい」

昔からそう言われていますが、これは本当のことです。

その理由は、よく運動している子には、脳にもたくさんの血液が流れているからです。脳の血流がいいということは、**脳の考える部位にエネルギーが豊富にあること**を意味します。

考えてみれば、誰もがその功績を認めるような偉人には、よく歩く人が多いと思います。

たとえば、2008年にノーベル物理学賞を受賞した益川敏英《ますかわとしひで》教授もその1人です。益川先生は、京都市内をよく歩いているのだそうです。

おそらく、自宅で勉強をした後、黙々と京都の町を歩きながら自分の考えをまとめているのだと思います。

歩けば歩くほど脳が活性化する！

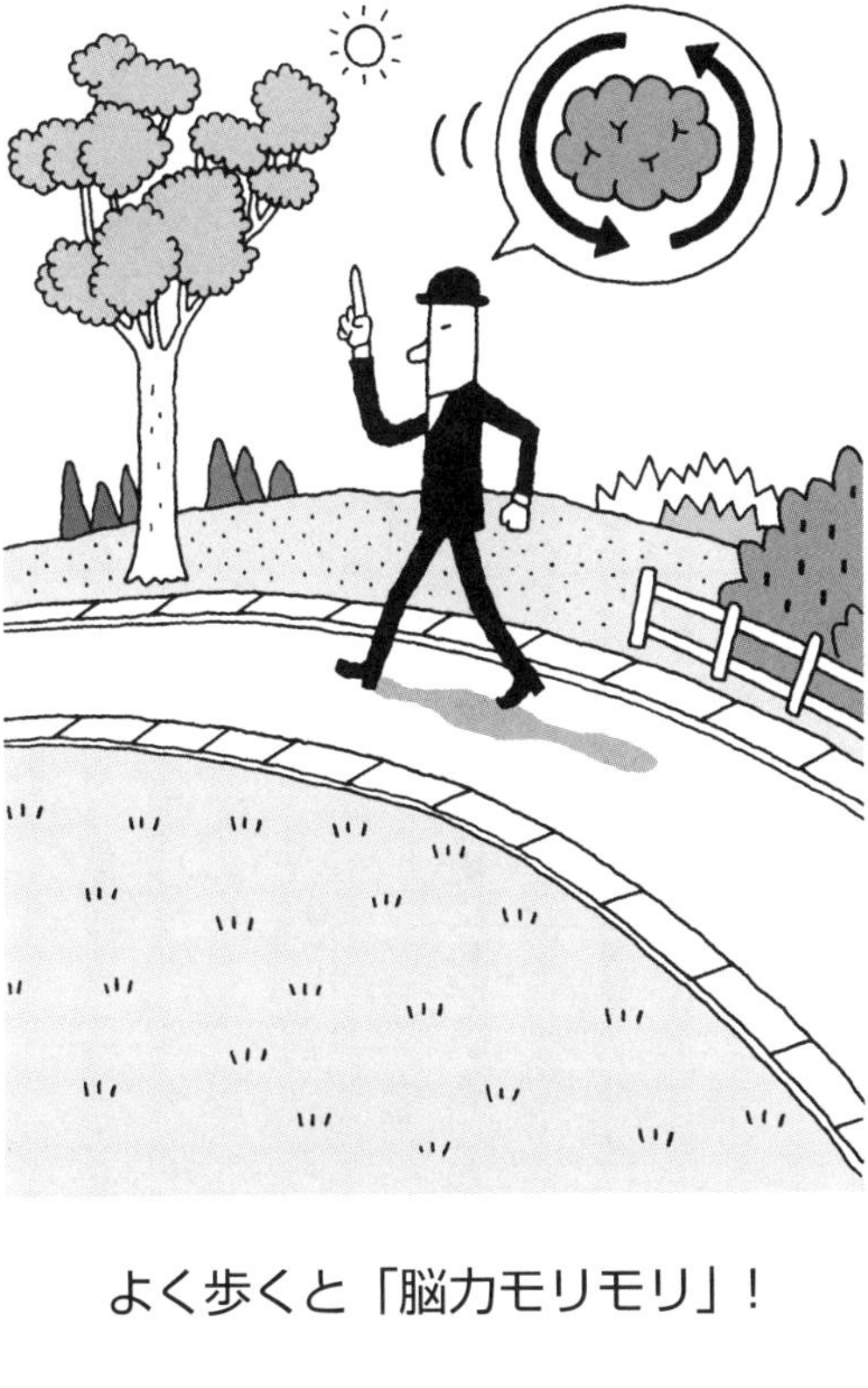

よく歩くと「脳力モリモリ」！

このような散歩をすることで有名な人にイマヌエル・カントがいます。

ドイツの有名な哲学者で「純粋理性批判」を書いた人です。

カントは生涯独身をつらぬいたことでも有名ですが、規則正しい生活をしていたことでも有名です。大学から帰ると毎日同じコースを同じ時間に散歩していたそうです。

あまりに正確なので、彼の住んでいたケーニヒスベルクの市民は、カントの姿を見て時計を直したとまで言われています。

いま挙げた2人に共通するのは、ともに**歩くことを大切にしている**ことです。

これは、脳機能の観点からもじつに理にかなった行動だと思います。

脳の構造で運動を司る神経は、頭のてっぺんから耳に至る帯状の部分にあります。ちょうど頭の中心部分にあたり、頭の頂上からカチューシャをつけたように並んでいます。ここを「運動野」と言います。

運動野では、関与する身体によって神経の並び方が違っています。

一番上が足、続いて手、そして、口という具合です。ちょうど人が逆立ちをしたように並んでいるのが特徴です。

神経が活動するとき、脳にはその活動に比例した量の血液が流れます。**たくさん歩いていれば、当然脳を流れる血液の量も多いということ**です。

脳の一番上にあるのは、足に命令する細胞なのですから、その途中は当然血液がよく流れることになり、脳全体に血液が行きわたるということになります。

余談ですが、益川先生は散歩をすることについて、奥様に次のように語ったというエピソードがあります。

「もし自分がダンプカーにぶつかったら、それはダンプの運転手が悪いのではない。ぼんやり歩いている自分が悪いのだ」

ここで、みなさんには1つ疑問が湧き上がってくると思います。

血液が脳にたくさん流れ、エネルギーが豊かになることはわかったが、なぜ、益川先生は、ダンプにぶつかったら自分が悪いと言ったのでしょうか？

足に命令を出す細胞に血液が多く流れると、逆にほかの場所の血液の流れが少なくなってしまいます。すると、その場所は機能が低下すると考えられます。

視力に関係する視覚中枢は、頭の後ろにあります。

歩く場所、考える場所に血液が多く流れた結果として、周囲を見る視覚中枢の血液量は低下することになります。その結果としてダンプカーへの注意は下がってしまうことになるということです。

05 人は「2つ同時に集中する」ことはできない

✲なぜ、走ると周りの景色が目に入らないのか？

「頭の働きを最高によくする」ためには、神経細胞を最高に働かせなければなりません。そのためには、神経細胞に持続的に多くの血液を送り続ける必要があります。

ただ、気をつけなければならないことは、そのとき、ほかの機能に行く血液は維持量程度となってしまうということです。

人は、**2つのことに同時に集中することはできません**。

同じタイミングで集中できることは、1つしかないのです。

視覚を考えてみましょう。

目の網膜では、物がよく見える部分は中心部のごくわずかしかありません。これに焦点を合わせて、同時に2つを詳しく観察しようとしたら、左右の目は別々に焦点を合わせることになります。

ですから、解剖的構造からも同時に2カ所を詳細に観察することは不可能です。

でも、

「カントのように歩きながら考える人もいるけれど？」

このように言われる方もいるでしょう。

もちろん、歩きながら考えることはできます。ですがこの場合、もう1つの動作は目をつぶってもできる行為、反射的な行為に限られます。

歩きながら考えている哲学者は、考えることに集中しています。ですから、血液の多く流れる部位は、脳の「考える」部位に集中します。

「歩く」動作を命令している部位では、血液は効率的な維持量しか流れていません。

この場合、「歩く」部位の神経を最高に働かせる状態、つまり、勢いよく走る状態で考えごとをしている哲学者は誰もいないはずです。

今度は、「歩く」より数段高度な「走る」について、それも、長距離を走るマラソンの場合を考えてみましょう。

マラソンは、42・195キロという長距離を、いかに短時間でゴールするかという競技です。足を動かす神経細胞に一番多く血液を送る必要があります。

最初のうちは周りの景色も視界に入ってくるでしょうが、ゴール近くともなれば、**選手は前方の中心部分しかよく見えていない**と思います。

つまり、視覚の能力が制限されるのです。

その理由は、「歩く」と「見る」では、脳の中では働く部位が違うからです。場所も脳の中ではかなり離れています。

ゴール近くになると、血液の流れる量は「歩く部位」に集中し、「見る部位」は維持程度であったと思います。

ここまで、「歩く」「見る」という機能について説明してきました。

では、「聞く」という機能はどうでしょうか?

歌手を例に説明をしたいと思います。

多くの歌手は前方を、つまり、お客さんのほうを見て歌うと思います。しかし、中には、いつも目を閉じて歌う人もいます。

なぜ、目を閉じるのでしょうか?

それは、歌っているときに、自分の声、伴奏に集中するために違いありません。

人は聴覚に集中しようとするとき、自然と目を閉じて耳を澄ませます。

私も、英語を聞いていて聞き取りにくいと感じたときは、自然と目を閉じて声に集中しています。

このように、脳は違う場所に同時に血液を送れません。

そして、基本的に2つのことを同時にはできないと考えてください。

この原則をよく理解して、日々の仕事に取り組むことが、能率を高めるうえで大切だと思います。

✲「半年だけ集中して勉強する」すごい効果

ある時期、集中して勉強する効果について考えてみたいと思います。

私たち医師の世界では、内科、外科など各科に専門医制度があります。

今では多くの厳しい試験制度がありますが、私たちの時代では、脳神経外科が最も難しい専門医制度でした。

ですから、私がこれまで最高に勉強した時期は、間違いなく、脳外科の専門医を受験した時期です。

脳神経外科では、医師は学会に所属してから6年後、専門医試験を受験しなければなりません。

私たちの大学でも、毎年のように多くの脳神経外科医が厳しい試験勉強をして試験に合格します。そして、たしかに試験に合格すると、みなさん**脳がバージョンアップしたように、一段と頭が冴えわたる**ようになるのです。まるで百科事典のように何でも知っているようになります。

私は、受験が決まると、前の年に合格した先輩にアドバイスを求めました。

「どうしたら試験に受かりますか？」

彼の答えは非常に単純でした。

「日本や外国の学会誌を読んで、わからない内容がなければ大丈夫だよ」

つまり、脳神経外科に試験範囲はない。有史以来すべての脳外科に関することから出題されるというのです。

それから、ほぼ半年間、私は同じく受験生となったS先生と、大学に泊まり込んで勉強をしました。

食事や寝ているとき以外は、つねに勉強をしていたと記憶しています。

お陰で、2人とも無事試験に合格することができました。

半年という期間は長いようで短い期間です。試験を受ける前は「なるべく避けたい」「もっと簡単な制度にしてほしい」と思っていましたが、受けてみると、やはり**知識をきちんと整理し、まとめて情報を蓄積する時期としてとても大切**だと思いました。

人生には、このように**集中して勉強をする時期が必要**なのかもしれません。「頭の働きを最高によくする」という点から見れば、たしかに、この半年、私の頭はつねに最高に働いていたように思います。

もっとも、それは、脳の中の「考える」という部分に限った話ではありますが。

代わりに、注意する機能は極端に低下していたと思います。

この時期、家内から言われたことを今でも思い出します。

「お願いだから、車の運転だけはしないで！」

勉強ばかりしていたため、周りを注意するということがほとんどなかったようです。

自分ではきちんと注意をしているつもりでも、家内から見たら危険このうえない運転だったに違いありません。

たぶん、かなり勝手な行動を取っていたのではないかと思います。

06 「どうすればいいか」にもっと頭を使おう

ダ・ヴィンチ式「問題解決法」

ここでちょっと趣を変えて、「頭の働きを最高によくする」うえで、とても大切な考え方についてお話ししたいと思います。

レオナルド・ダ・ヴィンチという大天才のお話です。

ダ・ヴィンチは、イタリアのルネサンス期を代表する芸術家で、多彩な才能を持っていたため、万能人、ウォモ・ウニヴェルサーレと呼ばれていました。

絵画、彫刻、建築、土木、人体、飛行機、その他科学技術に通じ、広範な分野で偉大な足跡を残しています。

彼は、絵を描くときにも少しも手を抜かず、**より美しく、より真実に近づけようとする考え方**でキャンバスに向かっていたようです。現存する作品は17点しかありませんが、構想を練りながら描いたスケッチは９００点以上残されており、探究心の深さがうかがえます。

そのダ・ヴィンチが、いくつかの童話を残しています。

これらを読むと彼の考え方がよくわかりますので1つ紹介してみましょう。

「火打ち石」

あるとき、石が火打ち石から「カチッ」と叩かれた。

石は驚き、大声を出して怒りました。

「何するんだ！」

すると、火打ち石は、言いました。

「我慢、我慢、我慢すれば君からすばらしいものが生まれてくるんだ」

このように言われ、石は考え直し、じっと我慢してみました。

「カチッ」

「カチッ」

「カチッ」

すると、やがて自分から「火」が生まれました。

そして、その「火」は大きな力を発揮して世の中の役に立っていきました。


火打ち石は、他の石と打ち合わせて「火」を起こす石のことです。

私たちは難しい仕事、苦しい仕事に向かっているとき、その状況を「石」のように感じてしまうものです。

そのようなとき、親切に刺激を与えてくれる上司や顧客のことを、「何するんだ！」「何でこんなときにそんなことをするんだ！」などと考えてしまうかもしれません。

でもよく考えてみれば、**その上司や顧客は、火打ち石の役割をしている**可能性も

「コツコツ続ける」と すごいことができる！

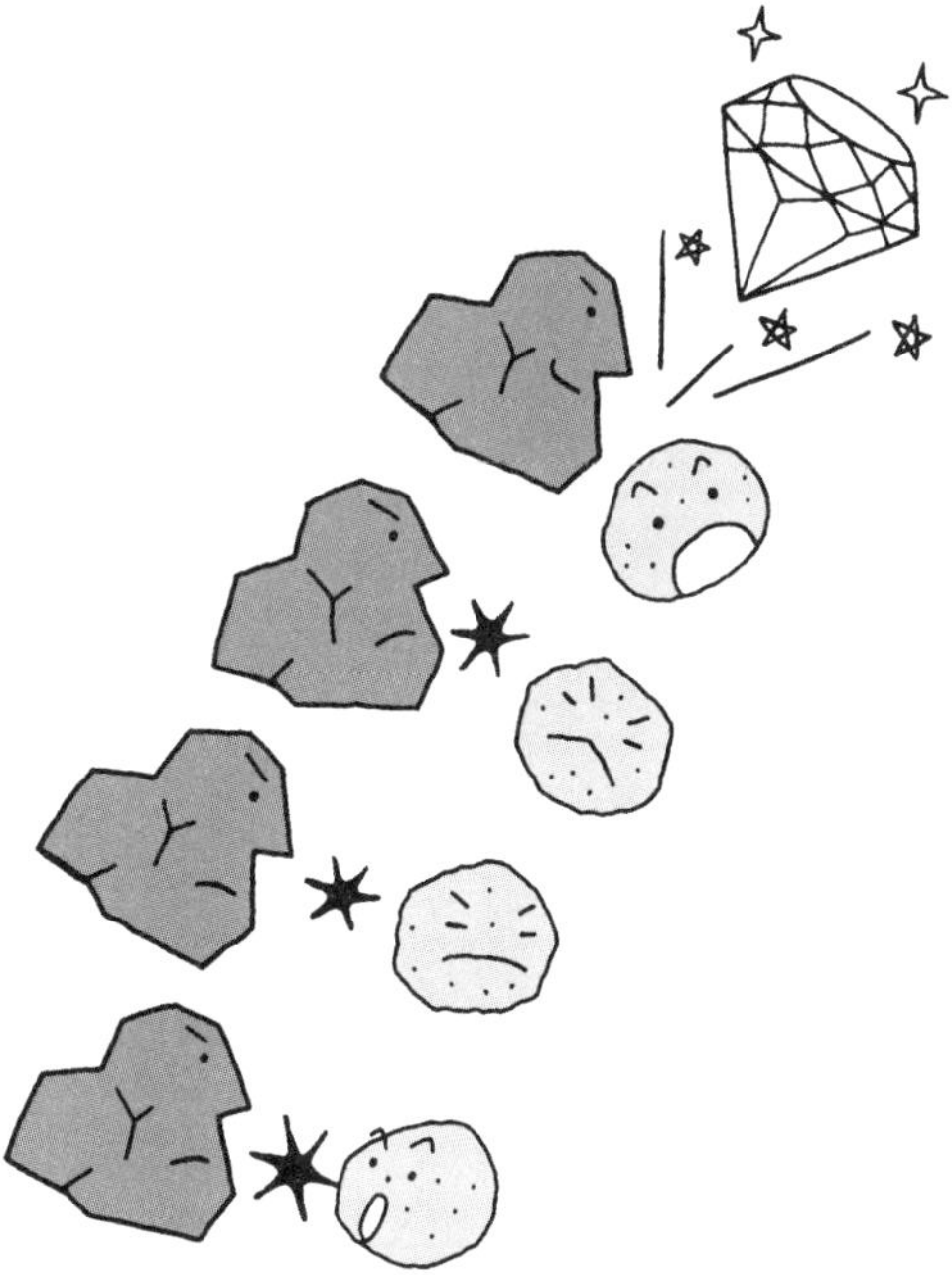

新しいアイデアが
突然浮かんでくる!?

あるのです。

あきらめず、話を聞き、**じっと我慢をしていると、自分の中にすばらしいものが生まれてくることがある**のです。

私も自分の過去を振り返ってみたとき、勉強や研究の発想が湧いたときは、状況的につらい時期が多かったと思います。

苦しいときに、逃げるのではなく、我慢をする。どうしようかと工夫を重ねる。だからこそ、頭が冴えてきて、いいアイデアが浮かんでくるのです。

この童話で語られる「石」とは、レオナルド・ダ・ヴィンチではないかと思います。

自分の経験から我慢を続けることや、考え続けることの大切さを教えているのです。私たちも、彼の心意気を見倣うべきかもしれません。

2章

まずは、「生活リズム」を整えよう

01 頭が「働きたい時間」「休みたい時間」

※この「疲れのサイン」に敏感になろう

頭の働きを「最高によくする」ために一番重要なことは、生活リズムを安定させることだと思います。

生活リズムを安定させると、頭の働きも安定するのです。

そうした観点から、この章では、生活リズム、つまり、頭の働きを安定させる方法を紹介していきます。わかりやすいように、誰もが知らないうちにしている誤った生活習慣を取り上げ、具体的な改善策をご提案したいと思います。

脳は機械ではありませんから、四六時中、同じ力を発揮できるわけではありません。1日の中で、**「働きたい時間」と「休みたい時間」を交互に繰り返しています。**脳には、活動の周期があるのです。

よく、「頑張っている割に、成果が上がらない」と言う人がいるでしょう。その原因の多くは、脳が「休みたい時間」に、無理をして「働かせようとしている」ことに原因があるのです。

脳の特性から考えればある程度納得していただけると思います。

せっかく努力をしているのに、思うように成果に結びつかないとしたら、これほどもったいないことはありません。

そうしたムダを防ぐためにも、みなさんには、まず、脳の2つの性質を知っておいていただきたいと思います。

1、脳は長時間働けない

2、脳にエネルギーの貯蔵庫はない

一般的に、人が生理的に1日に働ける時間は10時間と言われています。10時間以上働くと、注意力が低下したり、作業効率が落ちたりと、何らかの弊害が出てくると思います。

これは、「脳が長時間働けない」という性質上の問題です。決して、根性のあるなしといったような曖昧《あいまい》なことが原因ではありません。

誰でも、長時間働き続けると眠くなるものです。あなたも経験があるでしょう。

これは、「脳が疲労を訴えているサイン」と考えてほしいと思います。

こうしたサインを見逃している人、あるいは、無視している人は、意外なほど多いのですが、これが**頭の働きを阻害《そがい》する要因**だということを知ってください。

たとえば、車が高速で走り続けるとガソリンを早く燃焼します。

それと同じように、脳も高い緊張状態が続くと、エネルギー源であるブドウ糖を急速に消費し、疲労が蓄積していきます。

「休むこと」も 頭の働きに必要！

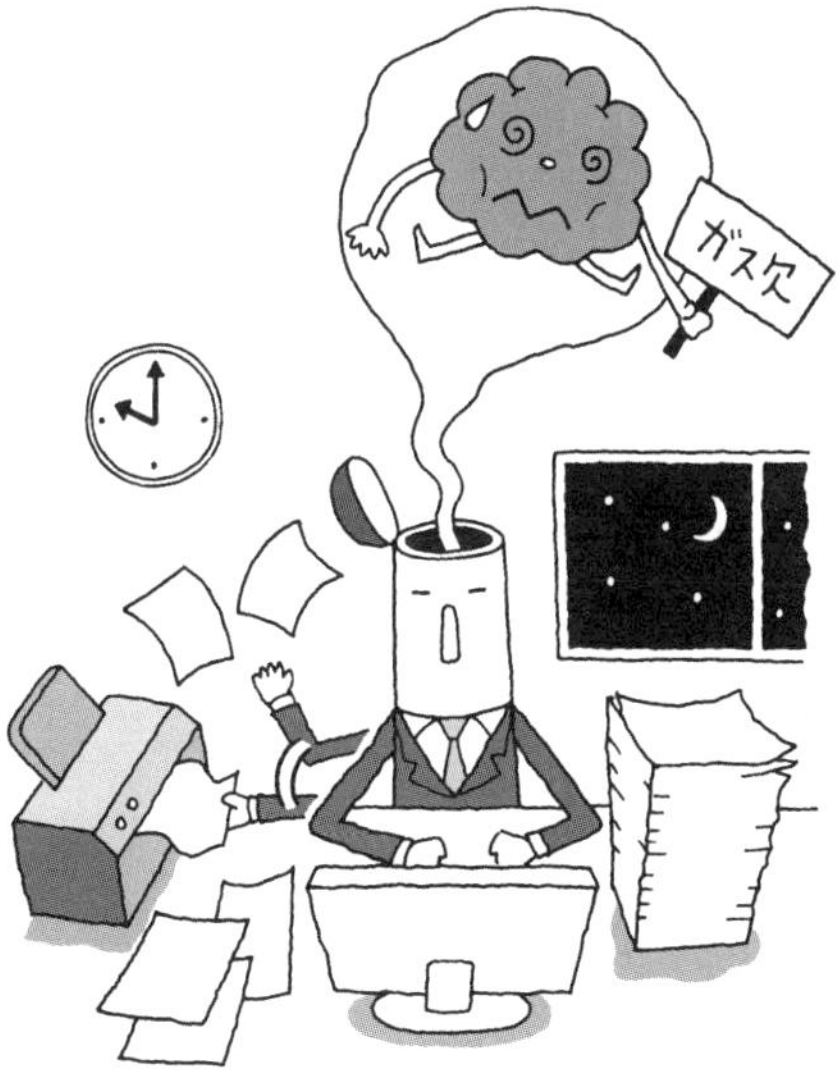

脳に「疲労をためない」習慣

ただ、ちょっと注意が必要なのは、「疲労」と「疲労感」は違うということです。どのような違いがあるかというと、実際に、身体に蓄積したものが「疲労」で、感覚として得られるのが「疲労感」です。

やっかいなのは、「疲労感を減らすことはできる」ということ。

たとえば、みなさんも経験があると思いますが、疲れたときに飲む「コーヒー」。コーヒーには脳を興奮させるカフェインが含まれているため、一時的であるにせよ、疲労感をまぎらわすことができるのです。

でも、よく考えてみてください。**「疲労感」は減らせても、「疲労」は都合よくは消せません**。

疲労の蓄積は、頭の働きを低下させるだけでなく、仕事の能率を低下させたり、ひどい場合は、健康を害したりすることにもつながりかねません。

ですから、脳には適度な休息が必要なのです。

まずは、脳が発するサインに敏感になることが大切だと思います。

✲「50分働き、10分休むリズム」が脳にいい

今や家庭でも職場でもパソコンは必須のものとなっています。ところが、長時間パソコンの前に座っていると、眼が痛くなったり頭が痛くなったりすることがあるでしょう。

これを「ＶＤＴ（Visual Display Terminals）症候群」と言います。原因はパソコンの前に座って長時間画面を見続けるということにあります。

長時間パソコンを見続けなければいいのですが、現実にはそうもいかない場合が多いようです。

みなさん、長く正座をして足のしびれた経験があるでしょう？　原因は、長く同じ姿勢で座っていたことにあります。

ＶＤＴ症候群の場合も原理はいっしょです。

私たちの頭は、じつはかなりの重量があります。ですから、仕事に夢中になって

いるときには気がつかないかもしれませんが、パソコンの前に座って同じ姿勢を保っている状態とは、胸の前に重りを長く持ち続けているのと同じことになります。

実際に、重りが目に見えれば疲れを感じやすいのですが、やっかいなことに、**目に見えないときは、疲れを感じにくい**のです。

当然のこととして、時間が経過するとともに、目や頭、そして肩などが痛くなってくるというわけです。

これが身体の教える**「疲労蓄積サイン」**です。

現在は、健康保持のためのガイドラインができていて、「50分仕事をしたら10分休む」「連続作業をするときは、なるべく小休止を取る」といった決まりがあります。

2時間を超える連続労働は、脳の効率を下げ、疲労の蓄積を招きます。

みなさん、脳が教える疲労感を大切にしてください。

普段から休息を小まめに取り、「頭が冴えた状態」を意識的につくるようにしましょう。

02 「疲れやすい脳」を、上手に働かせるには？

※こんなとき、「あなたの頭」は疲れている

疲れが脳にどのような影響を及ぼすか、少し専門的な話を交えて説明してみましょう。

私たちの脳は場所によって機能が分かれています。これを、「脳機能局在《のうきのうきょくざい》」と言います。それが1つひとつネットワークで結ばれることによって、私たちは日常生活を無事に過ごすことができるわけです。

疲れがひどくなると、当然、脳の機能も低下します。

あなたも、こんな経験はありませんか？

「仕事がとても忙しかった週の金曜日、いつも通い慣れている道や駅のホームで、見知らぬ人に左肩をぶつけてしまった」

忙しい週の金曜日ともなれば、1週間の疲れがピークに達している頃です。身体だけでなく、脳にも疲れがたまっている状態でしょう。

日常生活で大切な脳の働きの1つに、「同時性」というものがありますが、この機能が一時的に低下している状態です。

同時性とは、**周囲で起こっていることに対し、注意をする働き**と考えればわかりやすいでしょう。この働きがあるため、私たちは同時に複数の活動をすることができるのです。

先ほどの例に話を戻すと、普通ならば、前から歩いてくる人を簡単によけられるはずです。ところが、疲れが蓄積していると、脳の機能がうまく働かなくなってしまいます。だから、自分でも気がつかないうちに、左肩がぶつかっていた、ということが起こってしまうのです。

なぜ、右肩ではなく、左肩がぶつかってしまうのでしょうか？

疲れは「頭の働き」を低下させる

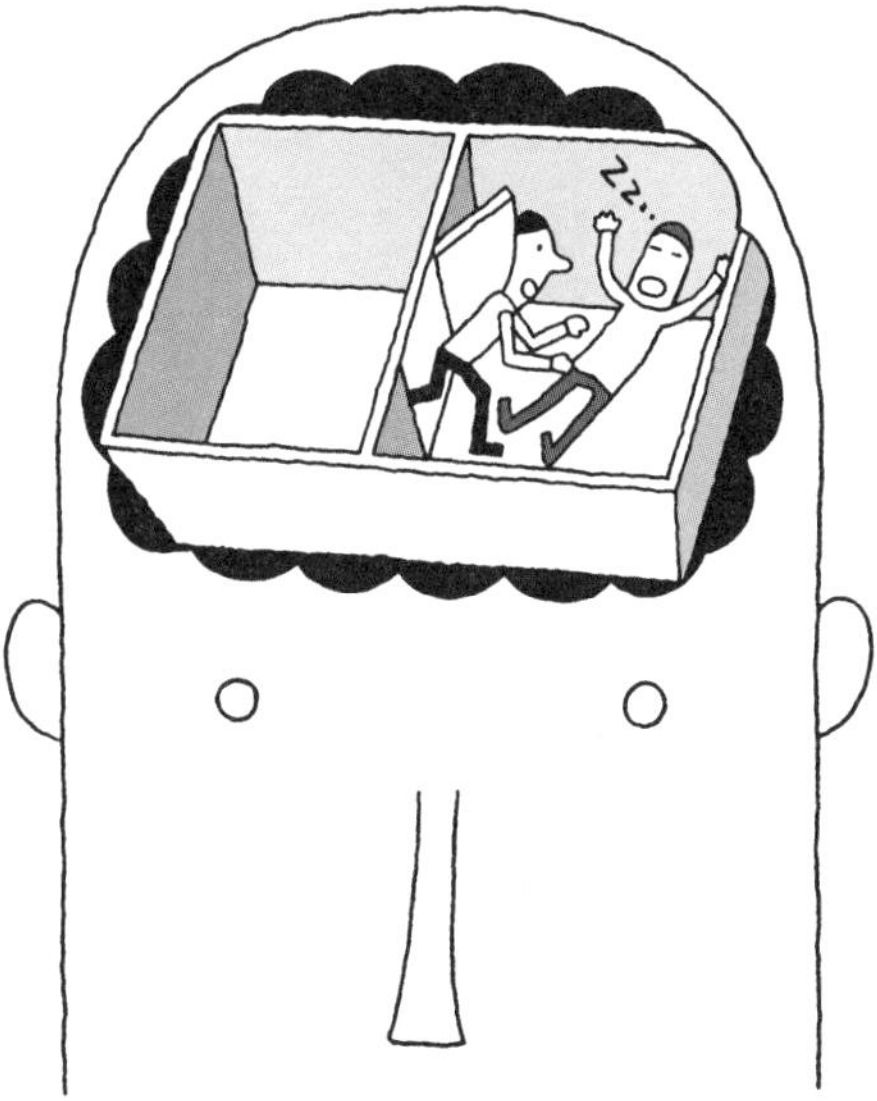

無理をしない、頑張りすぎない

それについて、簡単にご説明しましょう。

左脳は、身体の右側の注意を、右脳は、左右両方の注意を担当しています。疲れがひどい場合、注意力は全体に低下しますが、身体の右側だけは、左脳も右脳も注意をするという二重の働きがあるため、それほど注意力は落ちません。

しかし、左側の注意については右脳しか担当していませんから、注意の欠落した状態になりやすいのです。

これも、自分では気づきづらい「疲労蓄積のサイン」と言えます。

✲たとえば、「あくびが出たら一息つこう」

「階段をのぼって上のフロアに来たけれど、何のために来たのか、目的を忘れてしまった」

こんな経験をお持ちの方もいるでしょう。これも、疲労蓄積が招いた症状です。

次ページのような疲労感が出たら「休めのサイン」です。

この症状が出たら「休憩しよう」

①眠気とだるさ

・頭がぼんやりする

・あくびが出る

・目が疲れる

・全身がだるい

②集中力の低下

・考えがまとまらない

・根気がなくなる

・イライラする

③身体の違和感

・肩こり、頭痛、腰痛

・まぶたがぴくぴくする

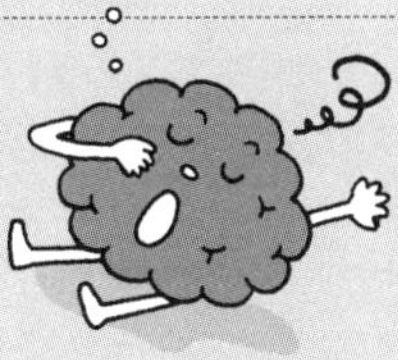

脳には、先ほどの「同時性」のほかに、「過程性」という働きがあります。

「過程性」とは、**前後の連続した行動を覚えていられる働き**のことです。

階段をのぼって上のフロアに行こうとした目的が、資料を受け取ることだったとします。その目的があって、上のフロアに行こうという行動が起きるわけですが、その連続性が一時的にせよ、失われてしまった状態だと考えられます。

これも疲労の蓄積が原因で起こる症状です。

そんな日は、寄り道をせず、真っ直ぐ家に帰り、風呂にでも入ってゆっくり休むことです。

疲労は、こまめに休息を取ってさえいれば、それほど深刻な状態にはなりません。ただ、問題なのは、**疲労状態そのものに、人は意外と気づかない**ということです。

そこで重要なのが「脳の役割」です。疲れてくると、脳は活動水準を下げ、前ページに挙げたような疲労感を演出するのです。

参考にしてください。

03 「眠り方がいい人」は頭の働きもいい

✲「週末に寝だめをする」のは最悪

「規則正しい生活が健康にいい」

そう言われることがありますが、じつは、規則正しい生活に、医学的な定義はありません。ただ、脳神経外科医としての経験を踏まえて言えば、毎日の**生活リズムが安定していること**を指すと思います。

私たちの生活の中で、区切りとなっていることには、どのようなものがあるでしょうか？

睡眠（起床・就寝）、食事（朝食・昼食・夕食）、おもな活動（通勤・就業・家事）、運動などが挙げられます。

みなさんは、どれくらい安定したリズムで日々の生活を送っているでしょうか？　現代は刺激に満ちています。やることが多すぎて24時間では足りないという人も多いと思います。仕事以外にも、「あれも、これもやりたい」と、つい欲張ってしまうのも無理はないでしょう。

しかし、誰でも1日は24時間しかありません。欲張ったしわ寄せは、当然のことながら、毎日の睡眠時間に影響してきます。

平日の睡眠時間をギリギリまで削り、休日に寝だめをするというパターンの方もいるのではないでしょうか？

このような生活パターンは1週間単位ではよくても、**1日単位では最悪**です。

たとえば、航空機を考えてみてください。航空機は、毎日きちんと整備されることで有名です。

その航空機について、

「毎日飛んだ後できちんと点検整備をするのか？」

「いい眠り」が冴える頭をつくる！

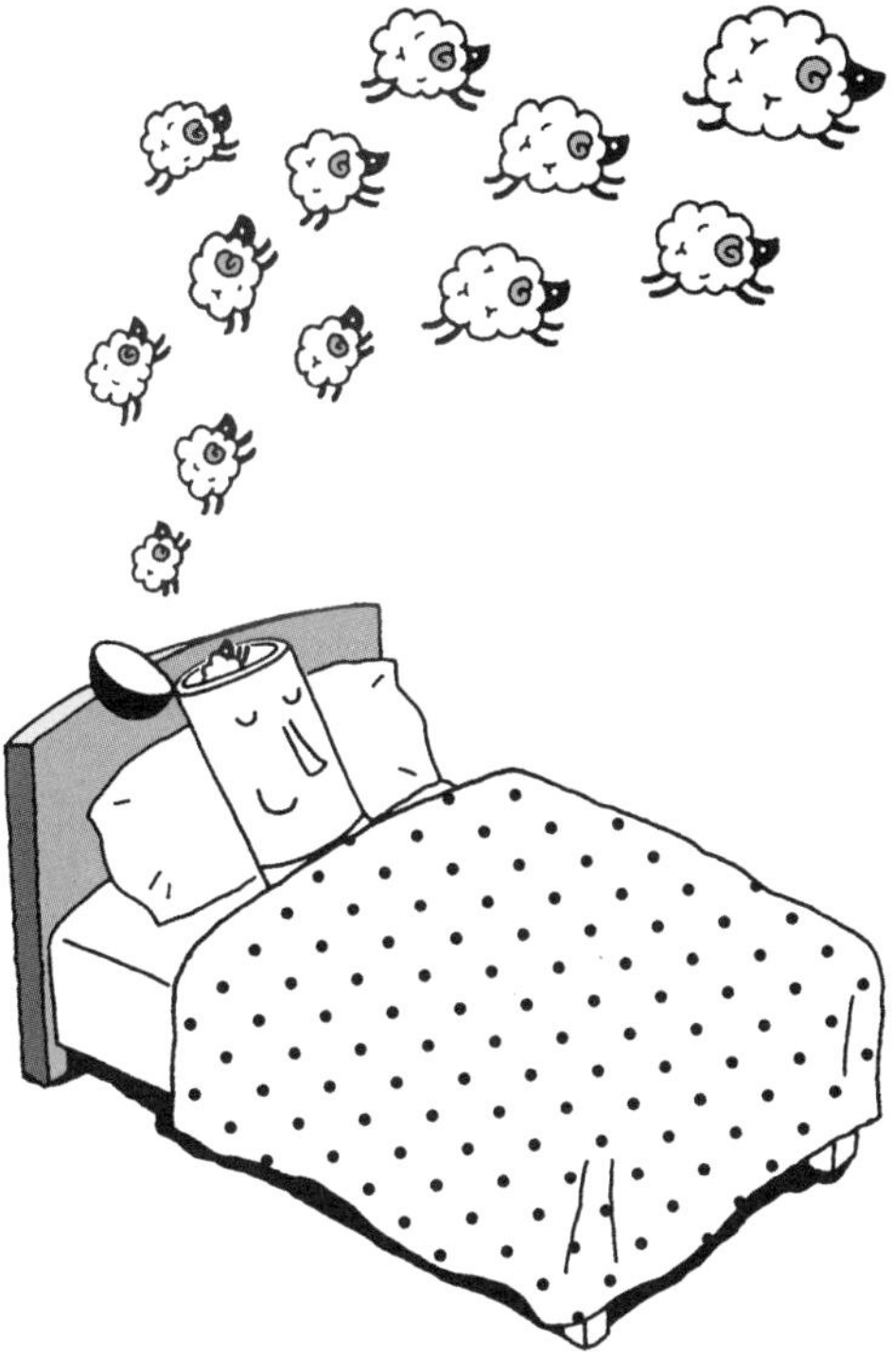

気持ちよく眠ると、気持ちよく頭が働く！

「1週間飛ばし続けた後、整備をするのか？」

どちらにするか、会社の裁量に任せるという規則ができたらどうでしょうか？

1週間後に2つの航空機を比べれば、同じ整備内容となっているかもしれません。

しかし、週の途中で2つを比べたら、整備状態に大きな差が出てきて当然でしょう。1週間単位で整備をする航空機には、安心して乗っていられたものではないと思います。

私たちの身体も同じです。忙しいサラリーマンが、「週末まとめて睡眠を取り、帳尻を合わせればよい」と考えて何カ月も長時間の残業をしていることがあります。

では、もしも都合よく帳尻が合わせられなかったらどうしましょうか？

身体に疲労が蓄積し、健康状態はガタガタになってしまいますよね。

身体だけでなく脳の疲労も解消できません。そうすると、精神状態にもさまざまな不具合が起こります。

身体は、**結果として睡眠時間を確保していればいいのではない**のです。

✲さっそく今日、「深夜0時までに寝る」

頭の働きをよくするうえで、一番避けたいことは、何と言っても睡眠不足です。

睡眠にはおもに、次の3つの役割があります。

1、脳の休息
2、身体機能の回復
3、脳の情報整理

ですから、睡眠時間が不足すると、当然、疲労が蓄積し、頭の働きも低下してしまうわけです。

睡眠の取り方にもコツがあります。適度な時間を取ればよいだけではありません。

毎日、必ず**「午後10時以降に3時間以上を確保する」**必要があります。

理想を言えば、午前0時から3時ごろまでの時間帯に、一番深い眠りが訪れるようにすることです。

なぜなら、この時間帯に、成長ホルモンが活発に出て、脳や身体を修復してくれるからです。

この時間帯は、生体（体内）時計で決まったものです。人によって違いはありません。ですから、このタイミングを逃すと、脳や身体の修復が十分になされなくなってしまうのです。

睡眠は、脳や身体のメンテナンス以外にも、脳が1日に取り入れた情報の整理をするためにも必要不可欠です。

「眠くなる」ということは、脳にとって、「これ以上、情報が入らない状態」、つまり、**「脳が情報を整理したがっている状態」**を意味します。

ですから、仕事や勉強時間のために睡眠時間を削ることは、知識の定着や情報の整理という面から見て、非効率なのです。

最近は、「うまく眠れない人」が多いようです。人によって、眠れない理由はさ

この「眠りのリズム」を知ろう

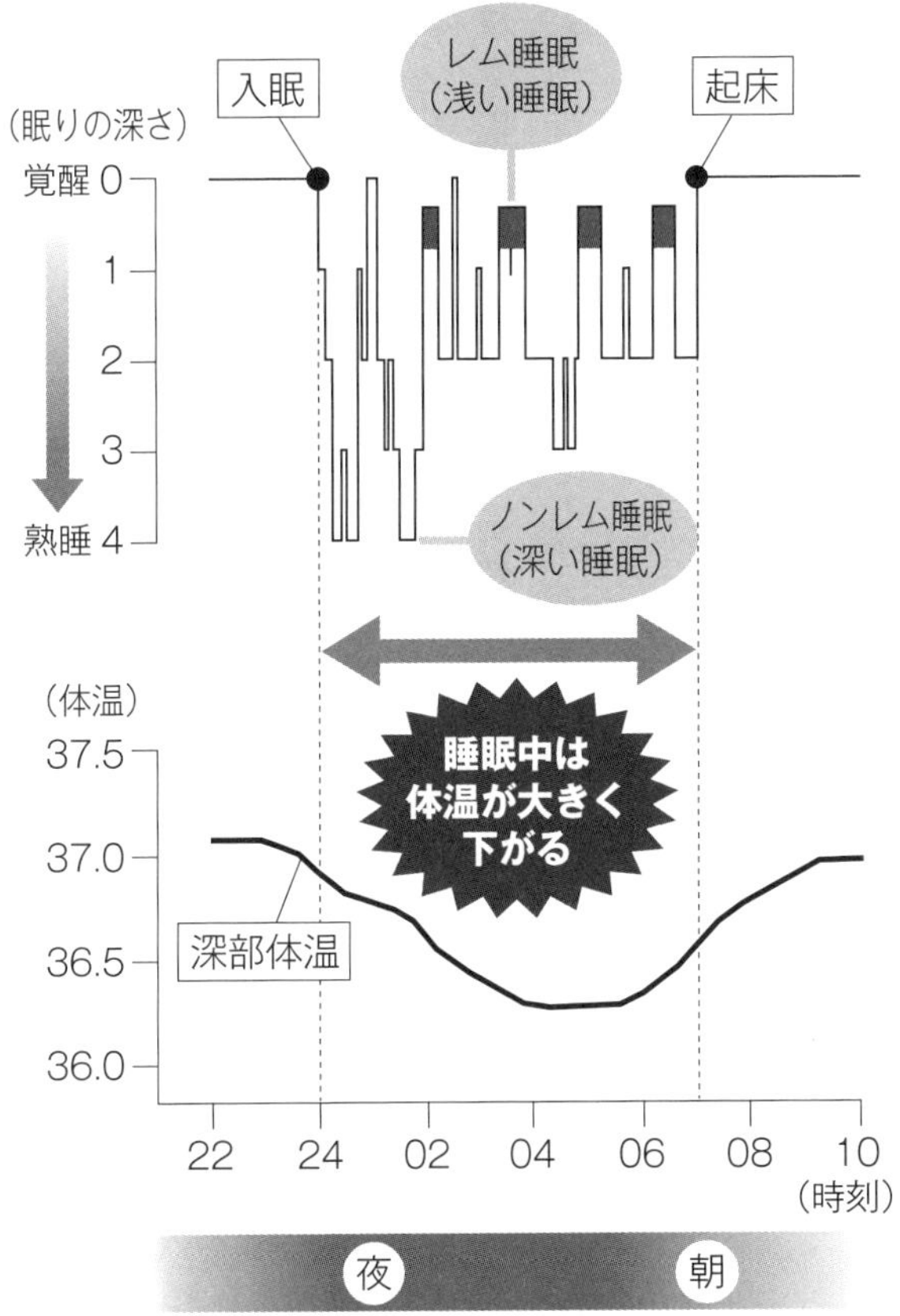

「内山真，2000」をもとに作成

まざまだと思いますが、眠りに入りやすくするコツがあります。

代表的なものが、**「寝る前にお風呂に入り、身体を軽く温める」**ということです。

身体には、「睡眠が深いほど、体温は大きく下がる」という原則があります。睡眠に入ると、体温の基準値が下げられることにより、代謝が低下します。すると、体内で生み出される熱量が少なくなるため、睡眠自体が体温を下げると考えられているのです。

実際に、ノンレム睡眠（深い睡眠）では体温が大きく低下します。

身体は体温が高まると、今度は、温度を下げようと働きます。この働きを利用し、寝る前にお風呂で身体を軽く温めれば、眠りに入るまでの時間が短くなり、深い眠りを得やすくなるということです。

同じように、夕方に散歩やジョギングなど、軽い運動をすると、その後の皮膚からの熱放散が増えるため、睡眠には効果的です。

ここで寝る前に「やってもいいこと」「やってはいけないこと」を挙げてみます。

今日から「グッスリ眠る」ために

寝る前に「やってもいい」こと

・ぬるめのお風呂にゆったりつかる
・ハーブティーを飲んでリラックスする
・空腹を感じたら、ホットミルクを飲む

寝る前に「やってはいけない」こと

・寝る4時間前に、カフェイン類は取らない
・寝る1時間前に、タバコをすわない
・寝酒を飲まない
・熱い風呂に入らない
・激しい運動やゲーム、パソコンなどをしない
・寝る直前に食事は取らない

次に心地よく眠るためのポイントをまとめておきます。

①人によって適切な睡眠量は違います。昼間眠くなければ大丈夫です。
②何時に寝ようと、毎日、同じ時間に起きるようにしましょう。
③朝、起きたら太陽の光を浴びて、生体時計のスイッチを入れましょう。
④食事は三食規則正しく取りましょう。
⑤昼寝は、午後3時までなら、短時間（15～30分）取っても大丈夫です。
⑥睡眠中、いびきがひどい、呼吸が止まるなどの症状があるときは、専門医を受診しましょう。

04 「生体時計」をうまく利用しよう

✲「いい目覚め」――まずは「日光をよく浴びてみる」

私たちの身体には「生体（体内）時計」があります。

生体時計は、人類が発生してから200万年以上の気の遠くなる期間を経過してできあがってきたものです。

これは、「太陽が出て、明るくなると活動する」「太陽が沈み、暗くなれば休息を取る」という毎日のサイクルに適応して発達してきました。

私たちの睡眠は、「生体時計」と「疲労物質の蓄積」という2つの要因でコントロールされていると言えます。

著しい疲労がたまっていない場合では、睡眠は生体時計によって制御されています。

生体時計から考えれば、起きてから眠気がくるのは15時間後です。普通なら、朝6時に起きた子どもは、夜の9時頃に眠くなるはずです。

人間の生体時計は、約25時間前後で動いていることが知られています。放置すると1時間ずつずれていくところを、**朝、太陽の強い光を浴びることでリセット**され、ほぼ24時間周期となっていくのです。

ですから、夜中にコンビニなどに行って強い光を浴びることは要注意です。同様に、夜中にパソコンを操作することも考えものです。

いずれも、生体時計を狂わせる可能性が出てくるからです。

朝・昼・晩に取る食事も、生体時計に大きな影響を与えています。

生体時計は、機械のように完全にできあがっているものではありません。外界の影響によって少しずつズレが生じてきます。

これは、もともと、環境の変化に対応できるように調節可能になっていると、考えたほうが正しいかもしれません。

いずれにせよ、**自分の生体時計をうまく利用することが、頭の働きにもいい影響を及ぼす**ということです。

※「午前11時と午後4時」の2回、頭は最高に冴える

たとえ今、「頭が冴えない」と感じている方でも心配はいりません。規則正しい生活をしばらく続けていると、次第に、脳と身体がそのリズムに順応し、頭の働きがよくなっていくのです。

以前、進学塾に通う中学生にアンケートを取ったことがあります。約1万人の生徒さんから統計を取ったのですが、その中に、次のような質問がありました。

「頭が冴えている時間は、何時ですか?」

その結果、優秀な子にはある共通点が見つかったのです。

それは、**「頭の働きが最も冴えている時間帯がはっきりしていた」**ということです。

だいたい**1日に2回ほど頭が冴える時間帯があり、午前11時と午後4時頃**という結果になりました。

前述したように、脳は「活発に働きたい時間」と「休みたい時間」の周期を繰り返しています。

ですから、脳が活発に働く時間を知り、そこに勉強時間を合わせることが学習効果を高める近道でもあるのです。

これは、もちろん仕事でもほかの活動でも応用できます。

私は自分の身体の負担を考え、毎日の生活をなるべく規則正しくするように心掛けています。

もちろん、自分の冴えている時間は把握していますので、それに合わせて仕事や会議を入れるようにしています。

ちなみに、私もさきほどの中学生たちと同じような時間が冴えている時間帯です。

中・高校生はエネルギーにあふれ、じつに健康的に見えます。私はその要因として、彼らの若さだけでなく、生活リズムがいい影響を及ぼしているように思います。

自分が「一番冴えている」時間は？

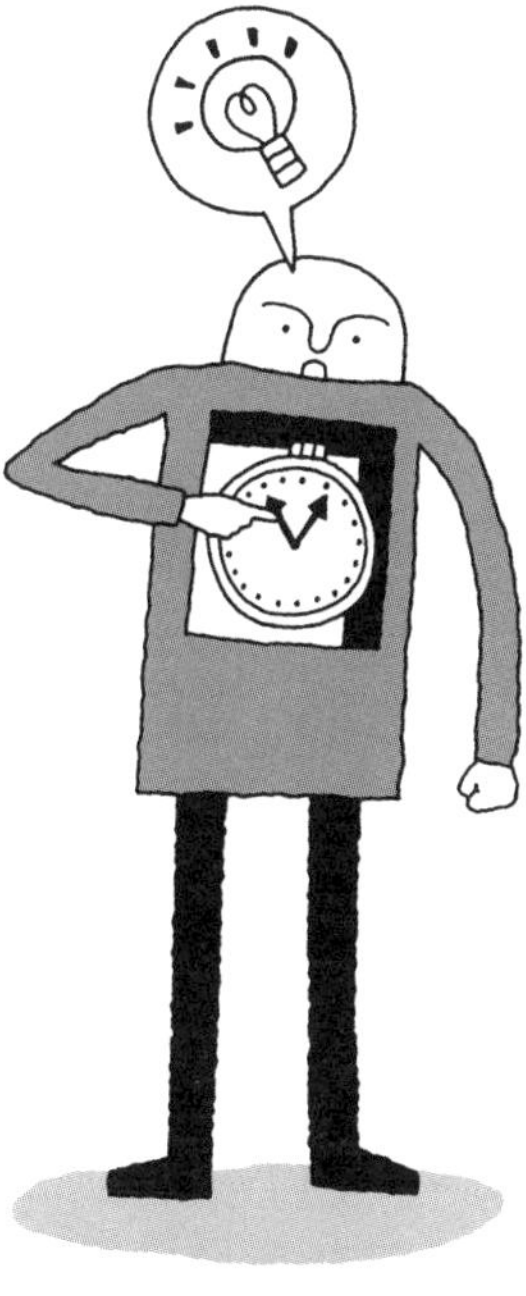

身体にいいリズム、頭にいいリズム

05 「頭の栄養」を上手に取ろう

✲「まごたちはやさしい」——脳を元気にする食材

「朝は食べるより、寝ていたい」

「忙しくて、食事を取る時間がない」

そんな理由から、朝食を抜いたり、食事時間が不規則になったりする人がいます。

でも、こうした食事の取り方をしている人に、頭の働きがいい人はいません。

なぜなら、**脳のエネルギー源が不足している**からです。

脳を動かすエネルギーについて説明しましょう。

人間の脳は、体重の約2％の重さしかありませんが、身体に必要なエネルギーの

20%を消費しています。

では、その脳のエネルギー源とはなんでしょうか？　それは、ブドウ糖です。

どの臓器よりも多くのエネルギーを消費するにもかかわらず、**脳は、エネルギーを少量しか蓄積することができません**。

ですから、脳にはつねに一定の血液の流れが必要です。エネルギー不足にならないようにするために、血液中のブドウ糖はつねに一定の値で維持されているのです。

では、脳のエネルギー源であるブドウ糖は、何から得るのでしょうか？

それは、食事からです。

ブドウ糖は、ご飯やパン、イモ類などのデンプン質や、糖分などの糖質を摂取し補給されます。

使い切れず余ったブドウ糖は肝臓や筋肉に蓄積されます。しかし、その量はごくわずかです。

また、食事から得られるビタミンやミネラルも、同様にブドウ糖の代謝に欠かせない栄養素です。

ですから、毎日、規則正しく、栄養バランスの取れた食事をすることが大切なのです。

とりわけ重要なのが「朝食」です。

夜食を食べてスタミナをつけ、明け方まで頑張る。その結果、翌朝は食欲がなく眠いので朝食は抜いてしまう。

このような生活を繰り返しているサラリーマンの方もいるでしょう。

しかし、睡眠不足同様、朝食を抜くことも、頭の働きにはマイナスです。

もともと朝食は、1日のエネルギー源として非常に重要です。

朝は、前夜から食事を取っていないため、エネルギーが不足しています。一日の始まりに、きちんと食事を取れるかどうかは、その日の活動に大きく影響するのです。

私は、**昼食や夕食よりも、朝食の内容を充実させたい**と考えているくらいです。

朝食抜きの生活は、身体のエネルギー、頭のエネルギー不足を引き起こすと言ってもいいでしょう。

では、脳を元気にするためにはどんな食材を選べばいいのでしょうか？

ポイントを簡単に紹介しましょう。

私がよくお話ししているのは、「孫たちは優しい」（**まごたちわやさしい**）というキーワードです。

このキーワードは、脳を元気にする食材の頭文字を並べたものです。

具体的には、次のとおりです。

「**ま**」……豆類、味噌、納豆、豆腐

「**ご**」……ごま（種子類）

「**た**」……卵

「**ち**」……乳製品

「**は**」↓「**わ**」……わかめ、昆布、ひじき（海藻類）

「**や**」……野菜類、トマト、キャベツ、レタス

「**さ**」……魚、さんま、いわし、あじなど

「し」……しいたけ（きのこ類）
「い」……いも類、ジャガイモ、サツマイモ

どれも、普段みなさんがよく知っている食材ばかりでしょう。

このほかに、朝食では、特に身体に吸収の早い果物がおすすめです。これから就寝する夕食よりも、活動を開始する朝のほうが効果的な取り方だと思います。意識して数多く取るようにしてください。

✲頭のいい人ほど「1日3食」を守る

規則正しく食事をすることは、頭にも身体にもとてもよいことです。

その理由は、私たちの**身体に備わっている生体時計を正確に働かせることになる**からです。

前述したように、私たちには約1日を周期とする生体時計があります。これが神

経、内分泌などの調節を行なっています。

いつも決まった時間に食事を取っていると、身体はそれを記憶し、時間に合わせて消化酵素を分泌するようになります。そのため、栄養が効率よく身体内に取り込まれます。

腸の動きも規則正しくなるため、便通も良好となります。

身体が必要とする栄養は過不足なく取ることが重要です。そのためには食事のタイミング、食事のバランスが大切です。

「食事を1回抜くと、ダイエットになる」

このように食事回数を減らし、効率だけを考え一度に多くの食事を取ると、血液中の血糖・インスリンを急上昇させることになります。結果的に、脂肪を蓄積させ肥満を招いてしまうことになるのです。

基本的に**食事は、回数を減らさず1日3回に分ける**のが理想的です。

不規則な食事は脳の働きを不安定にします。毎日を元気に過ごし、頭の働きを最高によくするためにも、1日3食を決まった時間に取りましょう。

最後に、正しく食事を取るための簡単なアドバイスをお伝えします。

●仕事が忙しく、食事時間が不規則な人は

↓1日の計画に最初から食事時間を組み込んでおきましょう。

●朝食を抜きがちの人は

↓牛乳、チーズ、果物、野菜ジュースなど昼食まで待たずに、何かを必ず食べておきましょう！　でも、基本的には、いつもより15分早く起きて、朝食をしっかり食べることです。

●夕食を家族と取れない人は

↓早起きして家族と一緒に朝食を取りましょう。一家団欒《だんらん》、活力源補給、肥満解消と一石三鳥となります！

●**不規則勤務の人は**

↓ファストフードやお菓子などで空腹をしのがないようにしましょう。不規則な中でも食事を取るときには、定食のようにしっかりおかずのついている食事を取りましょう！

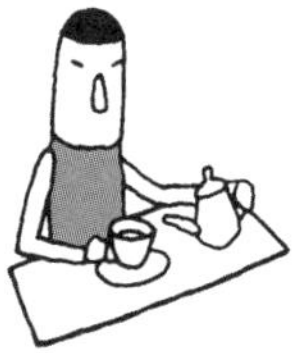

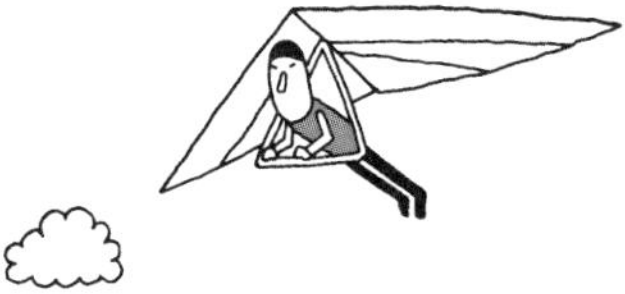

3章

頭のモヤモヤを「スッキリさせる」習慣

01 まずは頭の「6つの悪習慣」と決別しよう！

✲なぜ、人は「自分の思い込み」に縛られるのか？

3章では、いかに**「頭の働きを阻害するものを取り除くか」**という点についてご説明します。

生活パターンというよりは、**「思考パターンの安定」**にとって重要なお話です。

少々専門的な内容もありますが、「大切な気づき」が得られると思います。

「マイナス思考をしがちで、なかなか前向きになれない」

このように意欲が湧かないという人がよくいます。

実際はそうではないのに、必要以上にものごとをネガティブにとらえてしまい、身動きが取れなくなっている状態です。

頭の働きにとって、「ネガティブな気持ち」は決してよくはありません。みなさんも理屈がわからなかったとしても、想像はつくでしょう。

「頭がモヤモヤして、どうもスッキリしない」という感覚をお持ちの人は、必ず頭の働きを阻害する要因があります。

この章では、そうしたマイナス要素について明らかにし、**「頭のモヤモヤをスッキリ解消させるヒント」**をご提案したいと思います。

私たちは、普段、何かを感じたり、記憶したり、判断したりといったこと（認知）を当たり前のように行なっています。

しかし、これらの認知は、ときに誤作動を起こすことがあります。専門的に言えば、**「認知にゆがみが生じる」**ことがあるのです。

たとえば、何かについて「きっと、こうなる！」と信じていることがあるとしましょう。一度、このように信じ込んでしまうと、なかなか疑うことができなくなります。

客観的に見たら、明らかに変な話だったとしても、本人は、冷静な判断ができなくなってしまうのです。これが「認知のゆがみ」です。

なぜ、こうしたゆがみが起こるのでしょうか？

一番の原因は、冷静ではなく「感情的になってしまう」ということです。

もともと脳に入る情報は、反射的に処理するものを除いて、必ず「感情の部位」（感情系）を通過します。

感情系の処理は、「理性の部位」（理性系）による処理よりも早くなされます。そのため、**感情系の判断のほうが強くなってしまい、考えが偏ってしまう**のです。

これは、ある意味、考え方の癖のようなものですから、本人にはどうしようもないということがあります。ですから、他人の客観的な意見を聞く、といったことが必要になると思います。

これからお伝えすることは、そのような**「客観的な気づきを得るためのもの」**とお考えいただければいいでしょう。

✲脳は「いいこと」より「悪いこと」に強く反応する

コーヒーをお飲みの人はよくわかると思いますが、コーヒーメーカーには、「フィルター」があります。コーヒーのうまみだけを抽出するろ過装置のことです。

心にもフィルターがあります。ただ、心のフィルターはちょっとやっかいです。なぜなら、心のフィルターは、苦みや渋みといった**「ネガティブなものだけを抽出する」**からです。いいこと、つまり、ポジティブな情報はろ過されてしまうのです。

仕事でささいなミスが重なると、どうしても気持ちは沈んでしまいますよね。すると、自分に対して否定的な気持ちになってしまい、「どうせうまくいかない」「やっぱりダメか」などと、どんどんネガティブな感情を増幅させてしまうのです。

これがひどくなると、過去にすばらしい業績を残していたとしても、その成功体験さえも捨て置いてしまい、悪い思い出だけをクローズアップするようになってしまいます。

なぜ、こうなるかと言うと、ものごとの一面だけを必要以上に拡大解釈してしまうからです。一歩引いて、全体を見渡す余裕がなくなっているということです。

こうした思考に陥りがちな人には、いくつかのパターンがあります。

1、ものごとに「白黒つける」

2、小さなことを「大げさに考える」

3、ものごとに「レッテル」を貼る

4、何ごとも「こうすべき」と思いがち

5、周囲の「空気を読む」

6、何でも「自分で抱え込む」

おおむねこうしたところに集約できると思います。頭の働きをよくするうえで、いかに「阻害物を取り除くか」は重要なポイントです。

これから、それぞれの「傾向と対策」をご紹介しましょう。

なぜ、必要以上にナーバスになるのか？

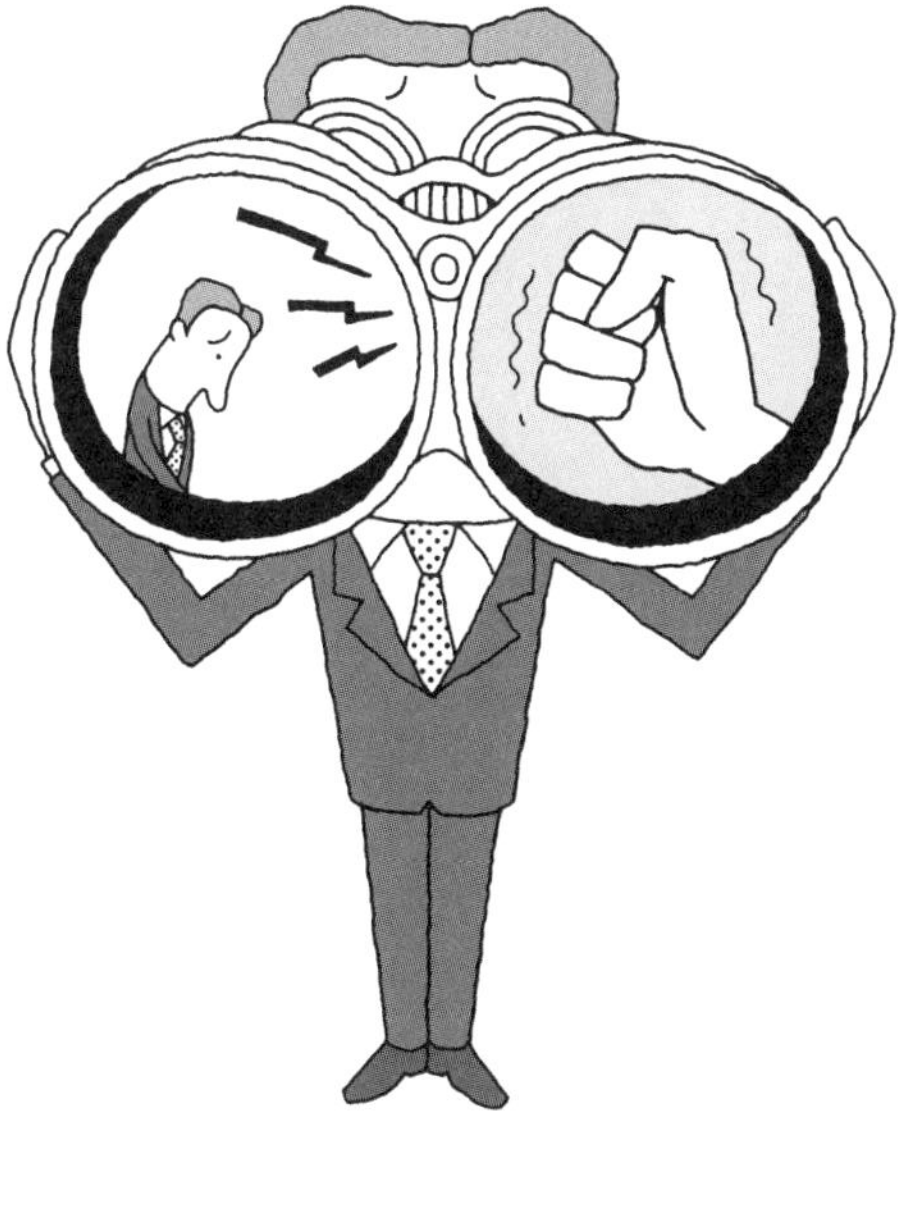

心のフィルターには
「ネガティブなもの」が残りやすい

02 すぐ「○か×か」で判断しない

やめる習慣❶ ものごとに「白黒つける」

何ごとにおいても、極端に「白黒をつけようとする人」がいます。

ものごとを「○か×か」「成功か失敗か」、つまり、「オール・オア・ナッシング」で判断しようとするタイプです。

よくも悪くも、「完璧主義」の人がこうした考え方をする傾向があるようです。

ここ最近、そのようなタイプの人が、とみに増えている印象を受けます。

たとえば、会議で自分が発表したプランに対し、少しでも否定的な意見が出たとします。

「白黒つけようとする考え方」を捨てる

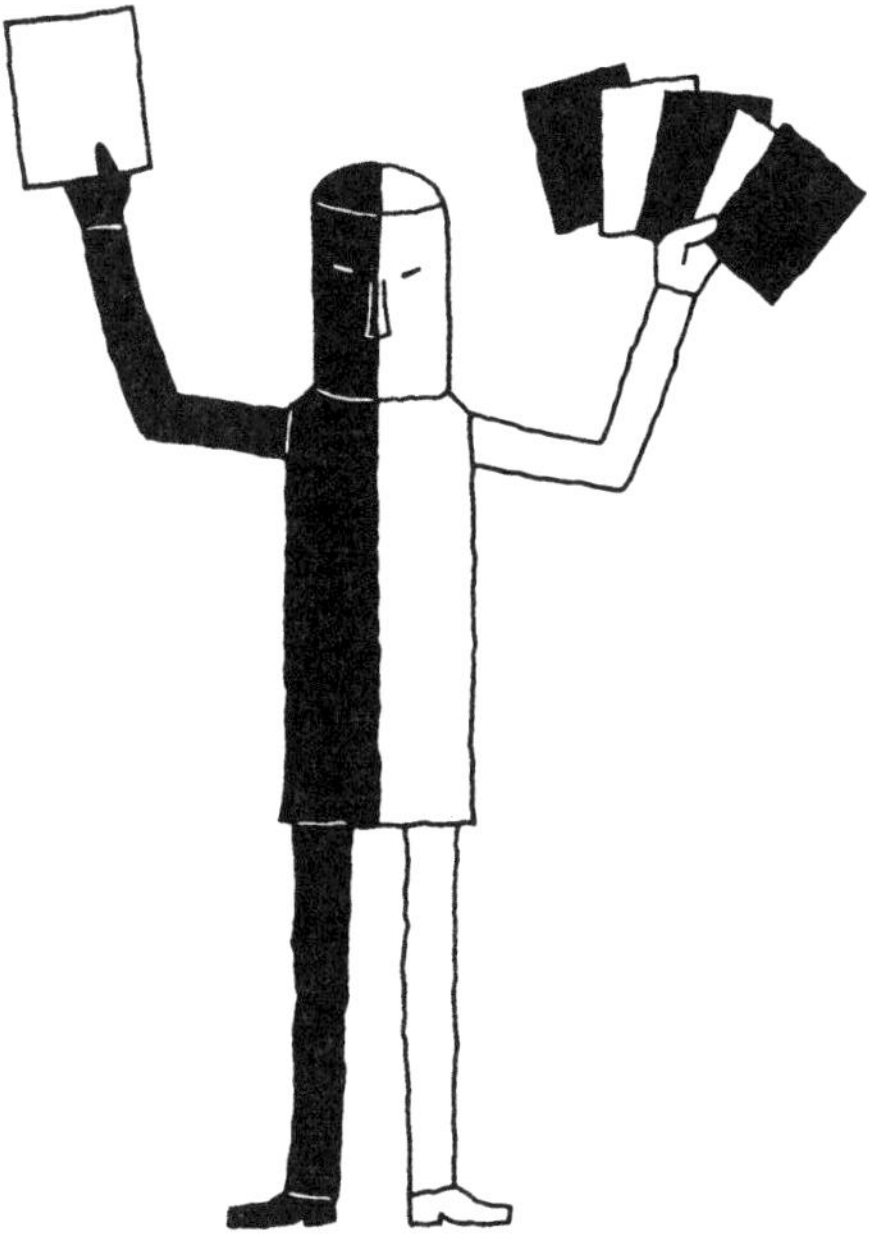

世の中には、「正解がない」こともある！

すると、「練りに練ったアイデアなのに、評価されなかった。もうダメだ」などと、短絡的に考えてしまうのです。

ほんの「一部分」について再考をうながされただけなのに、そこから「すべての良し悪しを判断してしまう」というパターンです。

このようなことは、行動についても当てはまります。

たとえば、「毎朝6時に起きて、ウォーキングをしよう」と決めたとします。それ自体、頭の働きをよくするうえで、すばらしい習慣だと思いますが、1日でもできなかった日があると、「もうダメだ。これは続かない」などと、やめてしまうのです。

「全部をそうするか」、あるいは**「まったく何もしないか」**という極端な行動を取ってしまうということです。

何かが不足していると、まったくダメだと考える。こうなると対象すべてに対して、マイナス思考となってしまいます。

しかし、不足していると考えているその「何か」については、固執して考えていますが、そのほかのものはまったく見ていなかったりします。

このように、ものごとを「白か黒か」で二元論的に考えてしまうと、本当はその「中間」に存在するはずの「グレー」が見えなくなってしまいます。

世の中には、学校の試験のようにすべてに「正解」があるわけではありません。むしろ、「正解がない」ことのほうが多いのではないでしょうか。完璧なものなど存在しないのです。

大切なことは、**「白と黒の中間にあるグレーも含め、全体を見渡すこと」**です。

まずは、「白黒つけようとする考え方」を捨てましょう。

03 「時と場合」でやり方を変えてみる

やめる習慣② 小さなことを「大げさに考える」

あるやり方で成功すると、「つねにこのやり方が通用する」と考えてしまい、極端に「自信過剰になってしまう」ケースがあります。

逆に、一度失敗をしただけで、「次も失敗するに違いない」と**大げさに考え、自信を失ってしまう**ケースもあります。

1つの出来事を、全体に通用させようとする考え方、これを「過度に一般化する」と言います。個人的な経験を、みんなにも当てはまると拡大視するわけです。

やり方が正しいかどうかは、時と場合によります。

たとえば、病気になったときに、薬を飲むことがあるでしょう。薬はある限定された症状に対して効果を発揮するものです。ほかの症状には効果を発揮しませんし、ときには害になることもあります。

しかし、薬が劇的に効き、一気に健康が回復したことがあると、それを絶対視して、薬を飲むほどの症状ではないにもかかわらず、すぐに薬に頼るということが起こってしまうのです。

「こうしたら成功する」

「こうしたら失敗する」

いずれも、基本的には限定された範囲で通用することです。当然、その範囲を超えたら、そのやり方は通用しません。場合によっては、「たまたま」「偶然」そうなったというケースもあるのです。

何ごとも、一面では決められません。

それがわかっていないと、思わぬ失敗をしたとき、思考の悪循環に陥り、そのままスランプにはまりこんでしまうことになります。注意が必要です。

04 「一事が万事」ではないこともある

やめる習慣③ ものごとに「レッテル」を貼る

デパートなどで売られている商品には、必ずレッテル（札）が貼ってあります。商品に限らず、レッテルは人にも貼られることがあります。

たとえば、アニメが好きな人には「アニメオタク」、アイドルが好きな人には「アイドルオタク」などと言ったりします。

レッテルとは、**「人やものに与えられる評価」**のことです。人に対してレッテルが貼られる場合、いい意味よりは悪い意味で使われることが多いようです。

人は誰でも失敗をするものです。失敗をするのはしかたがないとして、「なぜ、

「レッテルを貼る」と何かがゆがむ!?

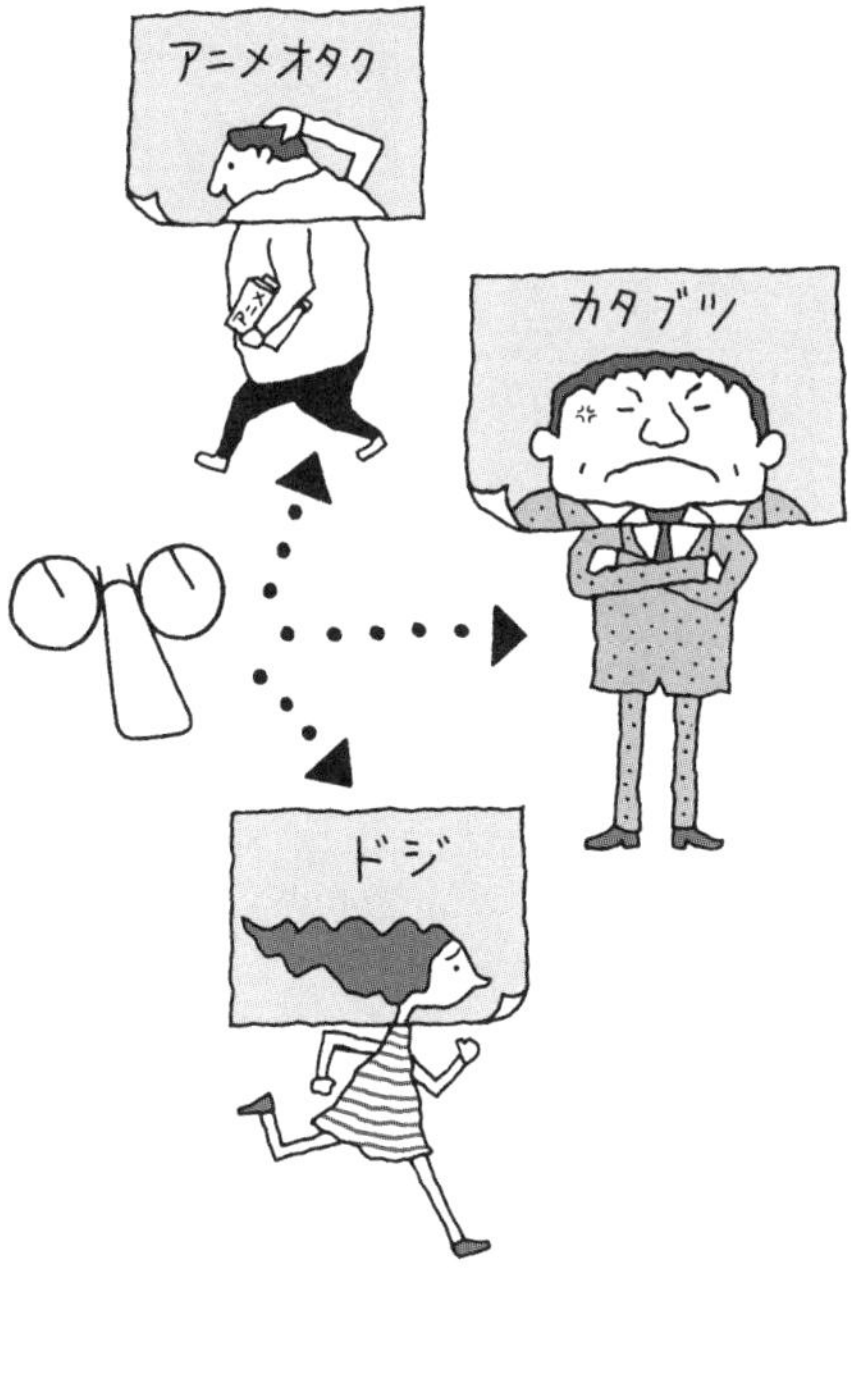

「1つで全体を判断する」ことは、できない！

そのミスが起こったか」、その原因を突き詰め、やり方を修正していくことが大切なのです。

ところが、その思考がスッポリ抜け落ちてしまい、すぐ自分に対して「ドジだ」というレッテルを貼ってしまう人がいます。つまり、問題から目をそらし、「ドジだ」というレッテルを貼ることに逃げてしまっているのです。

これは、自分に対してだけではなく、他人に対しても同じです。人の失敗を見ると、すぐに「あいつはダメだ」「グズだ」などとレッテルを貼ってしまいがちです。

このようにレッテルは、いわば、人をののしるための道具になることがあります。もともと「人にレッテルを貼る」という行為は、合理的な考え方ではありません。「1つで全部を説明しようとする」こと自体に無理があるとともに、それが全人格までを否定することにつながりかねないからです。

特に、自分に対してレッテルを貼る癖がある人は、注意が必要です。十分な根拠もないのに、**ネガティブなイメージを脳に固定してしまい、行動を制限してしまう**

ことになるからです。

たとえば、能力は十分あるのに、「自分は一流大学卒ではないから」と考えたり「恋人がいないから」などと、自分を「負け犬」と位置づけてしまうのです。

問題が起こり、気に病むのが悪いと言っているのではありません。

問題点1つだけで、全体がそうだと考えてしまうこと、この考え方のゆがみが問題なのです。

人は感情の動物でもあります。だから、ときには周りの意見も聞きながら、考え方を冷静に修正していくことが大切です。

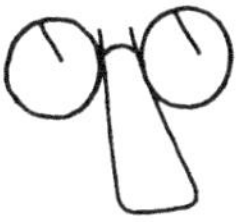

05 自分に「無用なプレッシャー」はかけない

やめる習慣④ 何ごとも「こうすべき」と思いがち

「これだけは済ませておくべきだ」

「時間がない。あと1つだけにするべきだ」

このように「～すべき」と自分に制限をかけて行動することがあります。

短時間に決めなければいけないときや、何かを選ばなければならないときには、この「すべき思考」は有効かもしれません。

頭の働きをよくするためには、「時間の制約」が必要だからです。

ところが、この**「すべき思考」が常態化すると、少々やっかいな**ことになります。

たとえば、「仕事は先延ばしにすべきではない」と自分でルールを決めたとします。そのこと自体に問題があるわけではありませんが、どんな状況であろうと、「このルールを守るべき」とすると、とたんに無理が生じることになります。

本当は今日やらなくてもいいものでも、何が何でもその日のうちにやり遂げようとする。これは一見、意志が強いように思えますが、**自分で自分に無用の感情的混乱（プレッシャーや罪の意識）をつくっている**と言うこともできるのです。

その結果、大きな疲労を抱えてしまい、頭の働きを低下させ、かえって仕事の能率が落ちてしまったとしたら本末転倒です。

うまくいく日もあれば、うまくいかない日もあります。そのときの状況に合わせ、自分の身体の調子を考え、ときには休むことも大切なのです。

「すべき思考」が必要なこともありますが、長期的に見れば、思考のバランスを崩すこともあると考えてください。

06 「考えても意味がない」ことは考えない

やめる習慣⑤ 周囲の「空気を読む」

「あの人は、私のことを嫌っているに違いない」

「昨日から頭痛が続いている。きっと脳の病気だ」

根拠はまったくないにもかかわらず、そのように結論づけてしまう人がいます。

普通、結論とは、筋道を追って、合理的に導き出されるものです。しかし、そんなものは一切無視し、**一足飛びに、悲観的な結論に至ってしまう**のです。

こうした結論の飛躍をしがちな人には、２つのタイプがあります。

1、相手の心を読みすぎる
2、先の展開を読みすぎる

たとえば、次のような例をイメージしていただければわかりやすいと思います。

1の例としては、「上司に挨拶したのに返事がなかった。自分を嫌っているのだろう」というもの。

もしかしたら、上司は考えごとをしていて、挨拶が聞こえなかっただけかもしれません。にもかかわらず、自分に悪い印象を持っているために、返事がなかったと早合点をしてしまうのです。

2の例としては、「これからどんどん景気が悪くなる。きっとこの商品も売れないに違いない」、こんな感じです。

「景気が悪くなる＝特定の商品が売れなくなる」と考えるのは、短絡的な気がします。

おわかりいただけたと思いますが、いずれも、自分を納得させるために、否定を裏づける要素を無理やり探し出しています。

当たり前のことですが、私たちは、人の心を見通すことはできません。察することはできても、完全にわかることはなく、逆にときどき勘違いをするくらいです。

最近、「空気を読む」という言葉が使われていますが、それも程度の問題です。心を読みすぎる癖がついてしまうと、正確にはわからないことであるにもかかわらず、「きっとそうに違いない」という考えが勝ってしまう場合もあるのです。

同じように、私たちは未来についても正確に知ることはできません。

実際、明日のこともわかりません。将来、いいことも悪いこともたくさんあるでしょう。不確定なのに否定的な未来を確信することは、気分を沈ませるだけです。

「相手の心」「先の展開」、どちらも自分の決めつけです。

「わからないものを、無理やりわかろうとしている」状態なのです。

「ずいぶん深読みをしていたけれど、事実は違った」「事前に確信できることは少ない」、そう考えれば、気分は落ち着き、理性的に考えられるようになるのではありませんか？

「わからないもの」は、わからなくていい

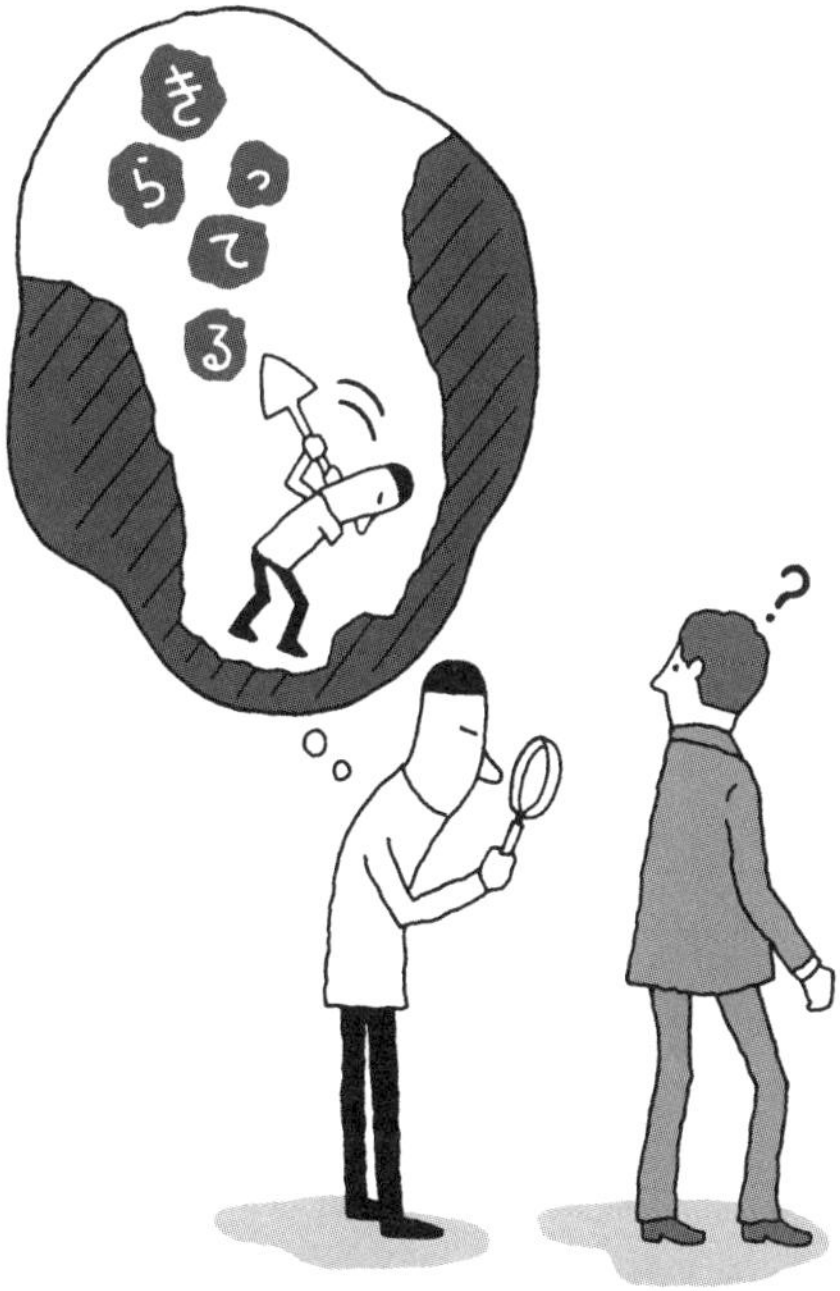

他人の心は、どうにもならない！

07 「自分の責任」という口癖をやめる

やめる習慣6 何でも「自分で抱え込む」

責任感が強いことは立派なことです。しかし、それが強すぎるのも問題で、やはり**ほどほどのバランスが大切**なのではないでしょうか。

否定的なできごと、よくないできごとを、理由もなく自分のせいにしてしまう人がいます。これを「個人化」と言います。

たとえば、チームで行なっていた開発プロジェクトが失敗に終わったとき、「私のせいだ」とすべての問題を自分だけの責任のように感じてしまう。あるいは、内容的にもともと抱えきれない仕事の量だったのに、「自分の処理能力が低いからだ」と考えてしまう。

周りにいる人から、「どうして自分のことを厳しく責めるのか」と思われるタイプです。

仕事に対する自責の念はないと困るものですが、必要以上に背負おうとすると、誰でも心はパンクしてしまいます。

人には悩んだり考えたりするうえで、一定の容量があります。

「脳にも限界がある」ということです。

自分の分ならば何とかなったとしても、他人の分まで背負い込むのは、基本的に困難です。

何でもかんでも「自分が、自分が」と考えるのではなく、他人の力を借りることも必要なのです。

「自分の責任で」が口癖の人、ちょっと冷静になって考えてみてください。

※

いかがでしたか？　この章は、ほかの章とはちょっと趣が異なるため、戸惑った人もいるかもしれません。

ただ、この章で紹介したネガティブな思考パターンは、誰でも知らず知らずのうちにはまりこんでしまうことがあるものです。

ときには、自分が置かれた状況から、しばらく距離を取らなければならないこともあるでしょう。

脳は周囲の状況が変化すれば、また違う判断をします。

「気晴らしに旅行に出かけてみる」といったように、自分の心のフィルターに通すもの自体を、まったく違うものにしてしまう。そうした対策が必要な場合もあるのです。

4章

「記憶・集中・思考」を最高に高める法

01 何ごとも、「シンプルにする」ほうがいい

✲怠け者の脳を「テキパキ働かせる」には？

脳は基本的に「怠け者」です。ラクをするようにできています。

ですから、脳は、毎日、膨大な量の情報を処理するために、できるだけ労力を省こうとしています。簡単にまとめると、次のような具合です。

・意識するものを制限する
・似ているものは同じと解釈する
・すぐにわかるものは、一瞬しか認識しない

ですから、頭の働きにとっては、**何ごとも「シンプルにする」のが一番効率的**だということです。

あるデパートで、ジャムの試食販売をしていたときの話です。

食品売り場には、6種類のジャムが置かれていたのですが、平均購入率は30％でした。そこで、購入金額を上げようと、ジャムの種類を4倍の数、24種類に増やしたそうです。

さて、結果はどうなったと思いますか？

購入率が上がるどころか、逆に下がってしまったそうです。

脳の性質から考えれば当然の結果です。

選択肢が多ければ多いほど、脳は混乱をするのです。

お客さんには商品を「買う」という行動を起こしてもらう必要があります。そのためには、選択肢を増やしてわかりづらくしてはいけないということです。

頭を効率的に働かせるには、「単純が一番」。ムダなことはしないことです。

☆「机の上」を片づけると「頭の中」も片づく

「優先順位がうまくつけられず、何から手をつけていいのかわかりません。どうすればいいでしょうか?」

よくこうした相談を受けます。誰でも能力に限界がありますから、仕事量が増え、自分の許容量を超えてしまうと、混乱に陥るものです。そうならないように、「頭の整理」をきちんと行なう必要があります。

頭の整理ができているかどうか、みなさんの「机の上」を見ればわかります。

よく、机の上に書類が山積みになっていたり、ファイルがあちこちに散らばっていたりする人がいます。そうした人にかぎって、仕事でミスをしたり、混乱をしたりすることが多いようです。

デスクワークをする人にとって、仕事の起点は机です。日々、さまざまな情報が、机の上に集まってくると思います。その机の上が整理されていないのですから、脳

「頭が整理される」。だから能率アップ！

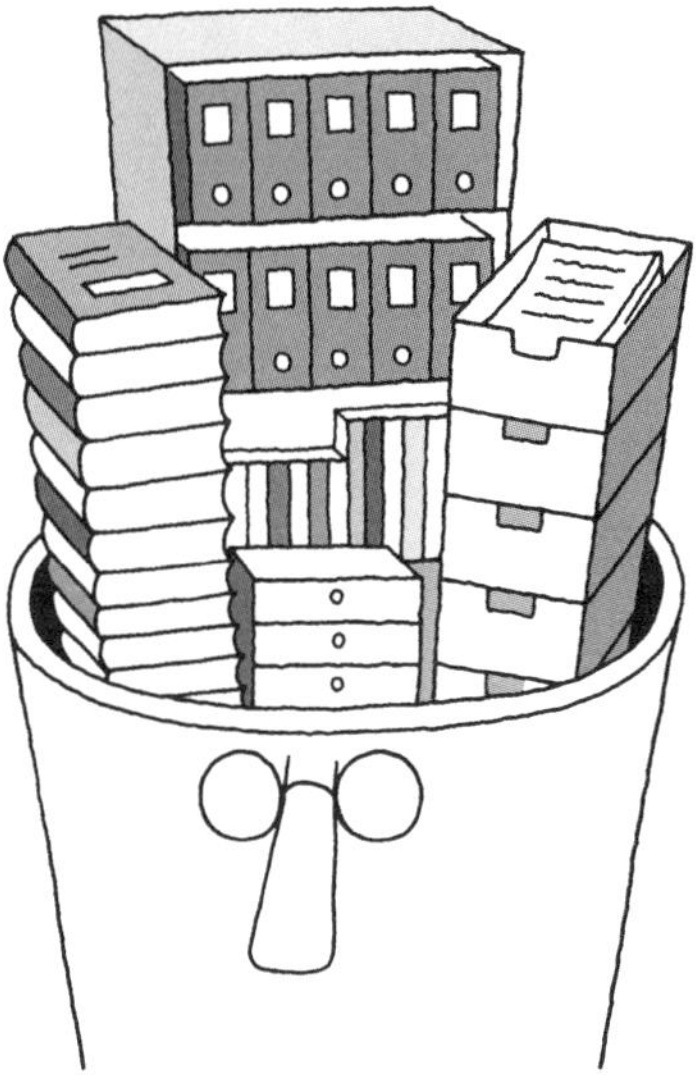

「やるべきこと」がハッキリする!!

に情報が入りづらくなってもしかたがないことです。

情報はつねに整理が必要だということです。逆に、**情報の整理が十分であれば、頭は働きやすくなる**のです。

要領のいい人であれば、机の整理ができていなくても、仕事に支障をきたすことは少ないかもしれません。

しかし、仕事量が増えていけば、いつかは限界がきます。

よく、講演などで脳のお話をするときに私はこう言います。

「机の整理は、いわば、優秀な上司を持つのと同じことです」

たくさんの仕事を抱えている状況で、上司から「今はこれだけに集中してほしい」と言われたら、安心して仕事に取り組めるでしょう？

机を整理することは、それと同じことが言えるのです。

「机の整理は、頭の整理と同じ」だと考えてください。

1章で説明したように、足や手や口を動かす運動系の機能は、頭の中心部分にあります。机の整理によって手を動かすことは、この運動系を刺激することにもなります。ですから、頭の血流を活発にする意味でも効果が高いのです。

ただ、そうは言っても、面倒くさがりで長続きしないという人もいるでしょう。そうした人は、次のようなルールを決めておくと、比較的ラクに続けることができると思います。

・1つの作業が終わったら、書類を片づける
・帰宅前に机を整理する

理想は毎日続けることですが、それにとらわれる必要はありません。こりずに何度も思い直して、トライしてみてください。

机が整理できた日は、気分がスッキリすると思います。その**気分の良さを味わうだけでも、頭の働きにとっては十分**だと覚えておいてください。

✲この「頭の整理術」で頭の混乱を防ごう

限られた時間の中で、仕事や勉強の能率を高めるためには、頭の中を整理することが大切です。

参考までに、私が実践している方法を紹介してみましょう。

私は、つねに何を書いてもよいノートを持っています。そして、時間があれば、そこにさまざまなことを書きます。

その日の予定、思いついたアイデア、仕事の問題点などなど、内容にこだわらずに、とにかく何でも書くのです。

頭の中には、嬉しい、悲しいといった、いろいろな感情が渦巻いています。感情と脳の関係については、後ほど詳しくご説明しますが、**感情が、私たちの思考や記憶をゆがませてしまうことがある**のです。

しかし、文字には感情はついていません。文字が思考や記憶のゆがみをつくることはないのです。

私たちは、いつも冷静でいることは困難ですが、判断を間違えないようにするために合理的に考えようと努力することは大切です。

だから私は、何ごとも紙に書いて記録に残すようにしています。そして、繰り返しそれをもとに考えるようにしているわけです。

あふれる情報を整理し、必要なものだけを選別することは、意外に手間のかかることです。

誰でも迷うことはあります。人の言ったことに左右されることもあるでしょう。自分の考えた意見を書き出し、あるいは人に言ってみると、頭の中は整理されます。**自分を客観的に見ることができる**のです。

もちろん、今、自分にとって何が必要かを明確にすることもできます。

ぜひ、あなたも書く習慣を取り入れてみてください。

02 「頭の回転を速くする」一番簡単な法

※「時間の制約」を有効に活用する!

仕事や勉強が思うようにはかどらず、困っている人も多いでしょう。

これまでお話ししてきたように、頭を活発に働かせるためには準備が必要です。十分なウォーミングアップがあって、初めて頭はテキパキと働くことができるのでしたよね。そのための具体策として、1章で「作業興奮」をつくる方法をご提案してきました。

じつは、もう1つ、頭の働きをよくするうえで、大切なことがあります。それは、**「時間の制約」**をつくることです。

ここでは、頭の働きをより具体的に説明するために、「頭の回転」と呼ぶことにします。

頭の回転をよくするためには、「時間の制約」が不可欠です。

たとえば、会議で必要な資料を作成しなければならないとします。

もし、資料の作成期限が決められていなかったとしたらどうでしょう？

すぐに取りかかろうとする人より、先延ばしをする人のほうが多いのではないでしょうか。

もし、すぐに取りかかったとしても、「あれも、これも」などと迷ったあげく、ダラダラと資料作りを行なうことになるでしょう。「今日はこの辺にしておこう」などということを繰り返すはめになるのです。

では、会議が1時間後に迫っていたとしたらどうでしょう？

あれこれ迷っている時間はありません。限られた時間の中で、重要な情報に絞って資料を作成するのではないでしょうか。

頭の回転の速さとは、そのような**時間の制約がある中で加速する**ものです。

☆「1日に何回、脳のピークをつくれるか？」

真面目な人ほど、「時間をかければ質も高まる」と思ってしまいがちです。夜遅くまで会社で残業をし、疲労をためこむ生活をしている人もいるようです。

しかし、脳の性質から見れば、じつに効率が悪いと言えます。

脳は怠け者であり、ラクをしたがるものです。しかも、エネルギーを蓄えることができないため、疲れやすいという性質があります。

長時間、働き続けること自体が、脳の働きを阻害する原因と言ってもいいくらいです。

ですから、「仕事がはかどらない、能率が上がらない」などと困っている人は、意識して「時間の制約」をつくるようにし、集中力が持続する時間内に作業を終わらせるようにしてみてください。

ただ、注意していただきたいことは、**頭の回転自体を速くすることはできない**と

「頭の回転」を速くするコツ

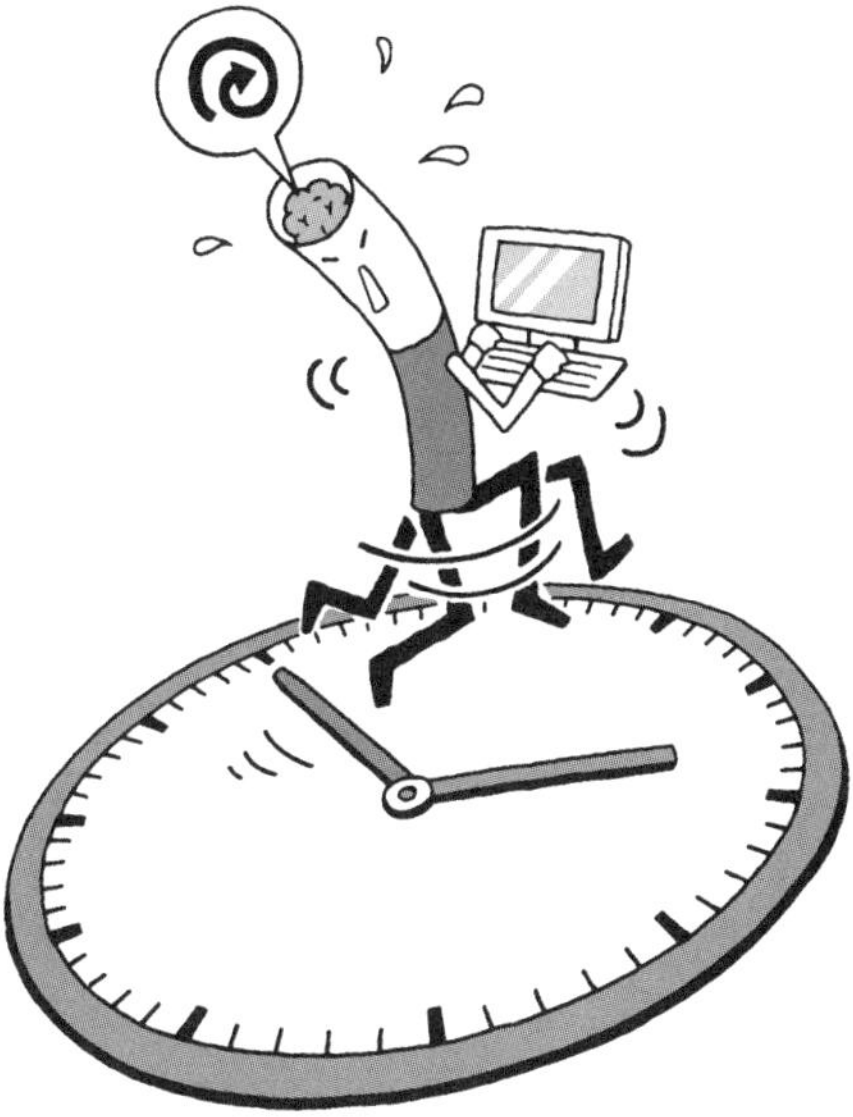

どんなことにも「期限」を決めてみる

いうことです。脳はそのような指令を出せるようにはできていないのです。

できることは、**「時間」と「仕事の量」をはっきりさせることだけ**です。

また、「頭の回転の速い状態」が先にあるのではなく、何時までに終わらせなければいけないという、「時間の制約」が先にあって、初めて「頭の回転が速くなる」のです。

このあたりをしっかり認識することが大切だと思います。

本当の意味で「頭が冴えた状態」は1日に2、3回しかないと考えています。人によって違いはあるでしょうが、私の場合、午前中は11時頃、午後は4時頃といったところです。

ですから、自分の頭の働きがピークになる時間帯を踏まえつつ、**「1日に何回、頭の回転が速い状態をつくれるか」**が、仕事や勉強の能率を高める秘訣だということです。

03 「覚えた知識」を「使える知識」にするコツ

※脳は「知らない言葉」を聞き取れない

突然ですが、女満別《めまんべつ》という地名をご存じですか？

北海道の網走《あばしり》郡にある町の名前です。オホーツク海に近く空気がきれいで、冬は流氷が有名です。

この地名を知らない人は、「めまんべつ」と言われても、一瞬、考え込んでしまうでしょう。

誰でも、一度も耳にしたことのない言葉は理解できません。ですから、「もう一度、言ってもらえますか？」などと聞き返すことになるのです。

典型的なのは英語です。自分の発音したことのない英語は、スペルがわかっていても聞き取れません。ですから、声に出して覚えないと英語を実際に話すことはできないということです。

私たちは、頭の中に「音のカタログ」を持っています。聞いた言葉を、頭の中にある「音のカタログ」と瞬時に照らし合わせ、内容を理解しているのです。

ですから、**「音のカタログ」の中にない言葉は、まったく理解できない**のです。

これは、視覚でも同じことです。どこかの街の風景が写っている写真を見たとき、その景色の半分でも見覚えがあれば、ある程度、どこの街かを想像することはできます。

しかし、全体の30％くらいしかわからない場合、もう見当がつかなくなってしまうのです。

脳は、入力される情報の半分以上を理解できないと、正しい判断をくだすことはできません。これは、視覚、聴覚、知覚など、どの感覚情報にも当てはまります。

アメリカの大学が行なったある実験があります。

なぜ、誤解が生まれるのか？

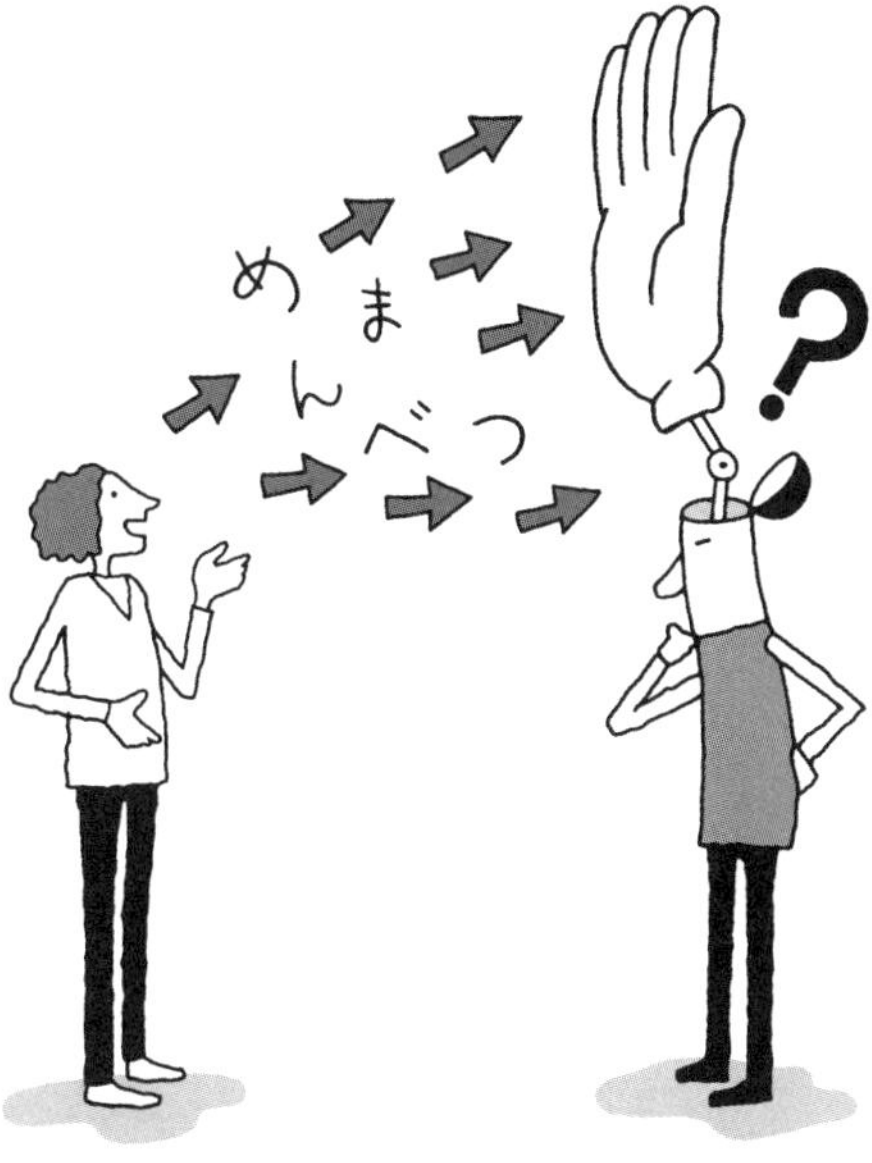

口に出して言えることが、
使える言葉だということ

被験者の目にアイマスクをし、耳にも栓をしてもらい、情報が入らないようにします。そして、プールに浮かべたマットに横になってもらい、手足を水の中に入れてもらいます。すると、被験者は混乱を起こし、どのような状態にいるのかパニックに近い状態になったそうです。

人は誰でも、**脳に感覚情報が入らなくなると、混乱を起こす**ということです。

✲頭で理解したことを「声に出して言う」効果

私は以前、第三北品川病院・脳神経外科の外来で高次脳機能外来をしていたことがあります。そこで見てきた患者さんの中で、印象に残っている人がいます。

それは、有名大学を優秀な成績で卒業し、財務省に入省した20代の女性キャリアでした。

「最近、もの忘れが多く、議事録がうまく取れません。一生懸命に聞いているのですが、忘れている内容が多いのです。頭のどこかが悪いのでしょうか？」

脳神経外科の高次脳機能外来を訪れる患者さんは、頭の怪我や脳の病気によって脳組織に損傷が残り、もの忘れを引き起こすケースがほとんどです。

しかし、彼女はタイプの異なる患者さんでした。

財務省では毎週いろいろな会議があります。そして膨大な資料が出てきます。当然、初めて見る言葉も多いはずです。初めて会う人も数多くいるでしょう。

彼女の脳の検査に異常は見つかりませんでした。ただ彼女の会議前の準備には問題があると思いました。

学生時代のように、一生懸命静かに資料を読んでいるのですが、声に出してはいなかったのです。

言葉は、**文字として知っているだけでは不十分**です。言葉を理解し**口に出して言えるまでになって、初めて実用的になった**と言えます。

会議で人が話した内容を議事録にまとめられるようになるためには、内容を理解し、その言葉を使って話し合えるくらいまでにならないと難しいと思います。本来ならば、新人には難しい仕事なのです。

そこで彼女には、次のようにアドバイスをしました。

「会話の中に知らない言葉があると、誰でも考えが止まってしまいます。事前に資料を渡されていますから、最低、一回は口に出して読んでから会議に臨んだらどうでしょうか？

知らない言葉でも、何度も口に出すようにすると、自然と言えるようになります。もちろん、記憶にも残りやすくなります。

今はまだ新人で知らない言葉も多いでしょう。だから、うまく記憶できないのだと考えてください。決して脳の病気なんかではありません」

その後、彼女は見事にもの忘れを克服し、活躍しています。

04 何歳からでも「記憶力は強くできる」

✲築山式、「記憶力強化法」は2つある

年を取るにつれ、「記憶力の衰え」が気になっている人もいるでしょう。

しかし、条件さえ整えば、脳の機能は年齢に関係なく、いつまでも維持することができます。

ここでは、記憶力を維持し、さらに強化するための方法を紹介したいと思います。

まず、私が大切にしていることは、次の2つです。

1、繰り返し「声に出して言う」

2、ノートに記録する

この2つの記憶強化法を取っています。

脳は、コンピュータのように、入力すれば情報が保存されるわけではありません。「入力しても忘れる」のが、私たち人間です。

極端なことを言えば、「見たり、聞いたりするだけでは、使える記憶とはならない」ということです。

その忘れっぽい脳に記憶をさせるためには、次の手順が必要になります。

意識して脳に情報を**「入力する」**→**「解釈する」**→**「出力する」**

基本的に、脳は見た情報、聞いた情報をとりあえずはすべて記憶するようにできています。

しかし、その情報は、思い出したいときにすぐに取り出せる記憶ではありません。

「忘れっぽい脳」に記憶させる法

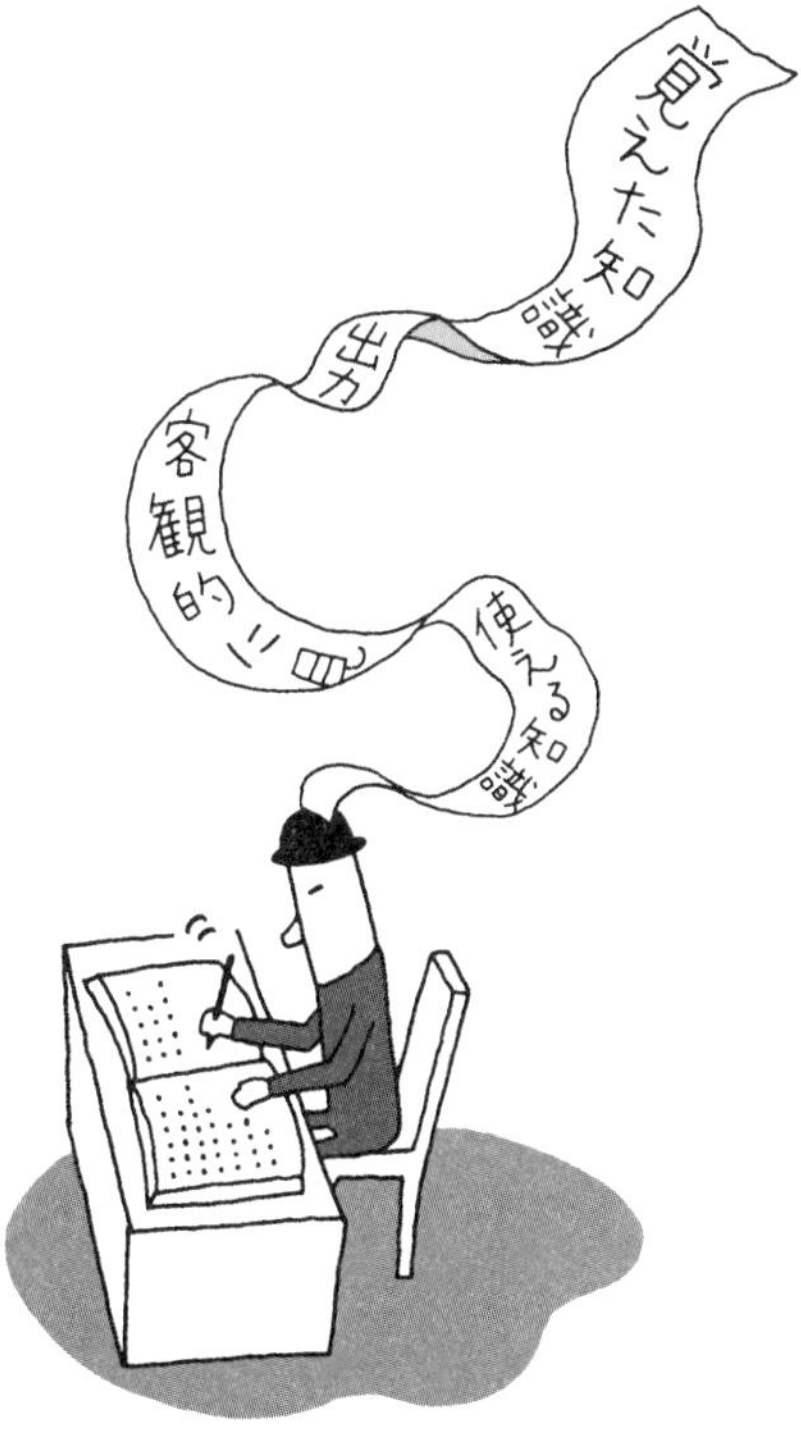

覚えた知識は、ノートに書こう。
すると、記憶が定着！

つまり、「使えない記憶」だということです。

ですから、**意識的に脳に情報を入力する**必要があります。

私たちはわかっていないことを、言葉にすることはできません。逆に言えば、脳の中で処理され、理解されたものだけが、声に出して言えるということです。

ですから、「繰り返し声に出して言う」ことは、脳に意識的に情報を入力する意味できわめて大切だということです。

考えてみてください。大好きな歌であったとしても、しばらく歌わないでいると、歌詞の一部を思い出せないことがあるでしょう?

繰り返し声に出して言うことで、初めて脳から出力できる情報となるのです。

また、脳に意識的に情報を入力するコツは、「誰かに伝える」といったように、**出力を前提として記憶する**ことです。

たとえば、取引先との打合せ内容を上司に報告しなければならないとしたら、嫌でも内容を記憶できるのではありませんか?

そうしたことを意識的に行なえばいいのです。

✲「書く・話す」――出力できる記憶がホンモノ

「マジックセブン」という言葉があります。これは、人が一度に覚えられるのは、最大で7項目、最小で3項目ということを表しています。

もともと、記憶力には限界があるのです。

その意味からしても、「ノートに記録する」ことは情報のバックアップを取るのと同じで、効果的だと思います。

前にも触れましたが、脳は周囲の情報に対し、「意識するものを制限する」「似ているものは同じと解釈する」「すぐにわかるものは、一瞬しか認識しない」という特性があります。できるだけラクをしようとしているのです。

ですから、私たちが**気づかないうちに、多くの認識の省略が行なわれます**。よく、思い違いや見落とし、言い間違いなどが起こってしまうのも、こうした脳の特性上、やむを得ないことかもしれません。

ただ、そうした脳の誤ちを防ぐためにも、「繰り返し声に出して言う」ことや、「ノートに記録する」という2つの行動は必要です。

人は間違える生き物です。

その前提に立ち、繰り返し確認することが重要ではないでしょうか。

✲「タメになると思って覚える」と忘れない

記憶力を強化するうえで、もう1つポイントがあります。それは、**感情を上手に使う**ということです。たとえば、みなさんは自分が好きなことや、趣味のことであれば、多少面倒なことでも、すぐに覚えてしまうでしょう。

ところが、たいして興味のないことや、勉強などのように、努力を強いられるものについては、覚えようとしても簡単にはいきません。

私は学生時代、興味のあるスポーツのことになると選手の趣味まで覚えていました。ところが、勉強となると話は別で、歴史の年号などはよく覚えられずに、苦労

「マジックセブン」――この法則を利用しよう

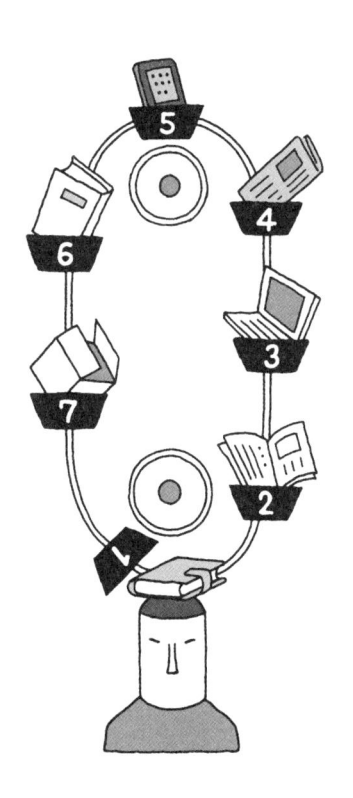

一度に覚えられるのは、７つだけ!?

をしたことを覚えています。

これは、脳が「好き・嫌い」「快・不快」といった感情を優先する特質があるからです。脳は、**「価値のある情報はよく記憶する」**ようにできているのです。

脳に入る情報は、2つの神経システムで処理されます。

1つは、「知識情報」、もう1つが、「価値情報」です。知識情報とは、いわば、自分の興味のあるなしにかかわらず入ってくる情報のことで、価値情報というのは、自分が興味のある情報と考えればわかりやすいでしょう。

これら2つの情報が、同時に並列で処理されるのです。

情報には何らかの感情が働きかけます。知識情報に比べ、価値情報は感情の働きかけが極端に強くなります。

ですから、記憶力を強化するためには、まず、**「覚えたいことを好きになる」**、あるいは、**「これは自分に役に立つ」**と考えることが大切です。

ただ、感情系の情報処理はどうしても粗くなるという特徴があります。ですから、繰り返し時間をかけて記憶する習慣をつけることも忘れてはいけません。

05 「集中力」を上手にコントロールする法

✲脳は「変化」が大好き？

ここまでお読みになったみなさんには、もうおわかりだと思いますが、「集中力は長くは続きません」。脳は疲れやすくできているからです。

同じことを長く続けていると、誰でも集中力は自然と落ち、作業能率は低下してしまいます。

ですから、理想を言えば、小学生の授業のように、**「50分集中したら10分休む」**というペース配分を守ることが、頭の働きを維持する秘訣と言えます。

とはいえ、現実には仕事の場面で、「50分集中したら10分休む」というペースを維持することはなかなか難しいでしょう。

そこで、次のことを覚えておいていただきたいと思います。

脳は変化に対応して動きます。同じことを長く続けるということは、変化が少なくなるわけですから、頭の働きが悪くなるのも無理はありません。

ただ、変化に対応して脳は動くのですから、**仕事の内容に変化をつければ、集中力を維持することができる**とも言えます。

その脳の特性を活かし、短い時間ごとに変化をつけて脳に刺激を与え続けることが大切なのです。

具体的には、資料を読むといったような**「見る仕事」**を続けたら、次は、**「書く仕事」**をしてみる。「書く仕事」が続いた後は、電話をしたり、打合せをしたりといった**「話す仕事」**に移行する。「話す仕事」が続いたら、今度は別のフロアに資料を取りに行くなど、**「足を使う仕事」**をするといった具合です。

こうした変化をつけると、使われる脳の部位が変わります。そのため、脳の疲労が少なくなり、集中力を維持することができるわけです。

✲苦手なことは、「10分単位で処理する」といい！

頭の働きを最高によくするためには、準備運動、つまり、作業興奮をつくることが必要でしたよね。

でも、人にはどうしても苦手なことや、できればやりたくないこともあります。仕事で好き嫌いを言うことはタブーかもしれませんが、脳の特性から考えてみれば、「不快」なことに対して、高い集中力を発揮しようとしても、容易なことではありません。なぜなら、脳は感情優先で動くものだからです。

ですから、苦手なことに取り組まなければならない場合、できるだけ細かく区切って、10分以上同じことを続けないほうがいいと思います。

脳は、**どんなに退屈なことでも、10分は耐えられる**ようにできています。これを、「退屈の原則」と言います。

ですから、苦手なことをする場合、理想を言えば、10分単位で仕事を区切ることが、集中力を高め、能率を上げるコツと言えます。

もし、どうしても苦手なことを続けなければならない場合、自分へのご褒美を用意しておくのも1つの方策だと思います。

以前、東京大学に通う学生から聞いた話ですが、苦手な科目を勉強するときは、大好きなチョコレートを用意しておき、難しい問題を解くたびに、1つチョコを食べると決めていたそうです。

集中力を維持するとても上手な方法だと思います。

5章

頭がいい人は「気持ちの整理」がうまい

01 もう、「イライラ・ムカムカ」しない生き方

※なぜ、「怒りっぽい大人」が増えているのか？

最近、ちょっとしたことで、「怒りを爆発させてしまう人」が増えているようです。「ムカムカ」「イライラ」、それを通り越して、「キレる」。

こうした怒りの感情は、通勤電車、駅のホーム、職場、飲食店、そして、家庭と、いたるところにあふれています。

周囲から見れば、「そこまで怒る必要はないのに」ということでも、本人にとっては、どうにも我慢ならない。だから、ひと目をはばからずに、怒りを爆発させてしまうというわけです。

ひょっとしたら、あなたの周りにもそのような人がいるのではないですか？

感情は、頭の働きを大きく左右する重要な要素です。これまで説明してきたように、脳は感情を優先して動く性質があるからです。

通常は、理性で感情を抑えているのですが、それが抑えきれないときに、爆発してしまうというわけです。

なぜ、感情を抑えることができなくなってしまうのでしょうか？

やはりストレスの影響が大きいと言えます。

今、世の中はどんどん便利になっています。しかし、逆にそのことによって、ストレスを受けやすい状況が増えているように思います。

かつてのように、周囲の人たちと密にコミュニケーションを取り合い、共同生活をする必要性が薄れてきています。

誰もがパソコンや、携帯電話・スマートフォンを持ち、わざわざ会いにいかなくても、つねに誰かとつながっていることができます。

あえて誰かと社会を形成しなくても暮らしていける、そんな世の中になってしまったのです。

また、仕事の形態も大きく変化し、毎日パソコンの前で長時間働くことが当たり前となっています。

人によっては、交代勤務などで、深夜に働く人もいるでしょう。

今や労働者の3分の1が不眠を訴えているという統計もあります。**労働そのものが、ストレスをためさせる構造**になってきているのです。

ですから、ストレスをうまく解消することができず、積もり積もった結果、一気に「感情を爆発させてしまう」。そんな気の毒な状況に陥っている人が多いのではないでしょうか？

とはいえ、ストレスが多い社会だからこそ、私は、よけいに「感情をコントロールする」必要があると思います。

脳は、疲れやすく、ストレスにも決して強くはありません。だからこそ、上手にストレスとつきあうことが大切です。それが、結果的に、感情をコントロールすることにもつながり、頭の働きをよくすることにもつながるのです。

02 「嫌な気持ち」の頭のいい捨て方

しつこい怒りも「歩くだけ」で自然に消えていく

脳はストレスに強くはできていません。

疲労と同じように、ストレスを**蓄積させないように、こまめに発散する**のが理想と言えます。それが感情をコントロールするうえでも有効でしょう。

ここでは、脳の性質を踏まえながら、ストレス解消法をご提案したいと思います。

「うっぷんを晴らす」という言葉がありますが、これは、ストレスをためこまないコツと言えます。

会社で嫌なことが起こったとき、不快な感情をそのまま家に持ち帰ってしまう人がいます。

その一方で、駅から家に着くまで、その日あった嫌なことを、ひたすら悪態をつきながら歩き、うまくうっぷんを晴らす人たちもいます。

どちらがストレスをためこまないかは明らかです。悪態をつきながら歩く人です。周りから見れば変と思われるかもしれませんが、自宅にたどり着く前に不快な感情を少しでもやわらげることができるとすれば、それは立派なストレス発散法と言えます。

じつは、これは脳の性質から見ると、じつに理にかなった方法です。

前に、脳は2つの箇所を同時に働かせることは困難だというお話をしました。悪態をつく、つまり、「怒ること」と「歩くこと」は脳の別々の機能になりますから、2つを同じレベルで行なうことは困難です。

つまり、**歩きながら悪態をついているうちに、不快な感情が自然と消えていく**のです。

「歩きながら怒る」ことはできない!?

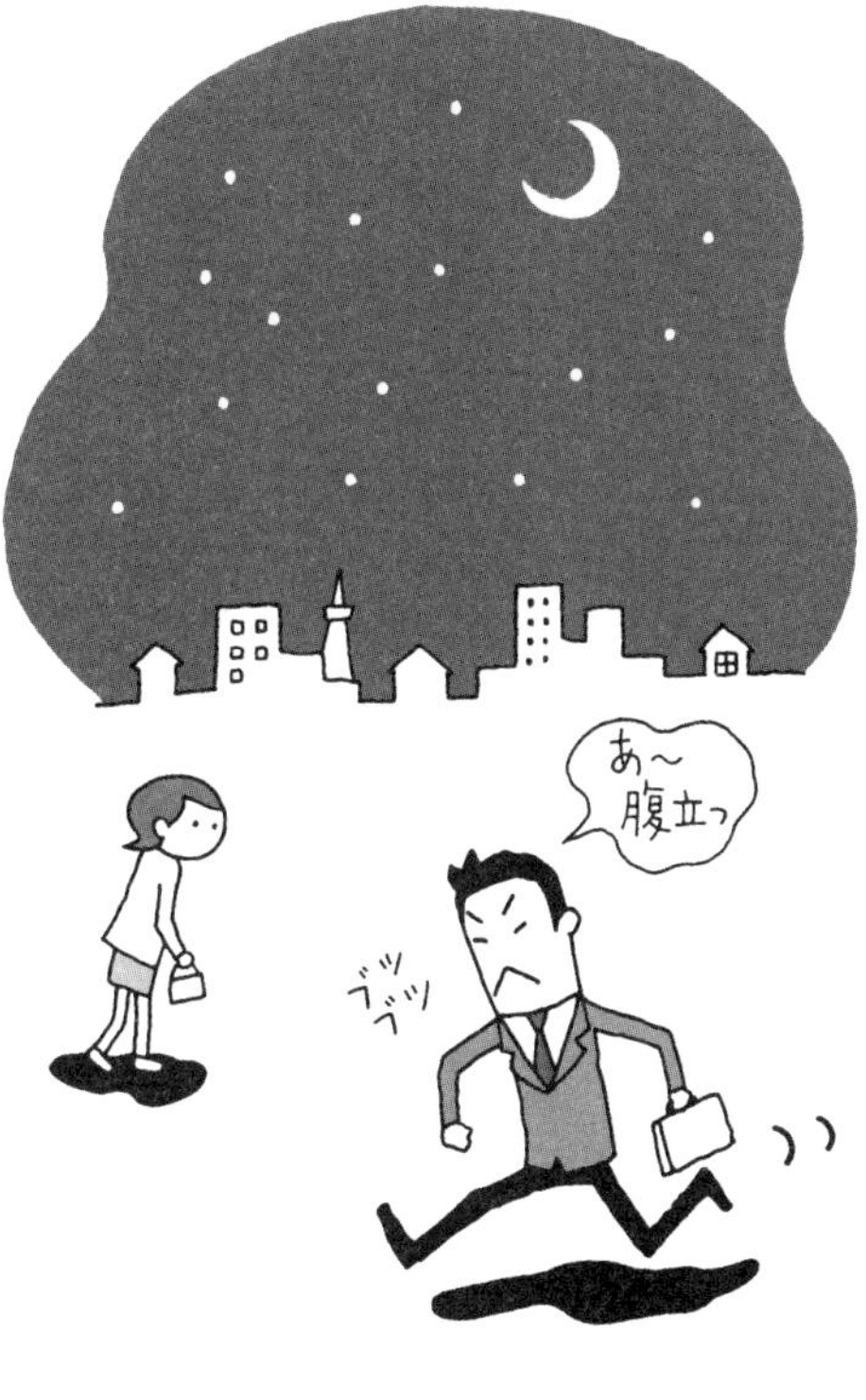

頭のいい人は、上手にうっぷんを晴らす

もちろん、ストレスの多かった日は、5分や10分歩くだけでは、不快な感情はおさまらないでしょう。そんなときは少し遠回りをし、長めの時間、たとえば30分から1時間ほど歩くといいと思います。

多少家に帰るのが遅くなったとしても、自宅に不快な感情を持ちこむよりはいいではありませんか。

「まじめにきちんと時刻どおりに帰ってくる夫がいい」と言っている奥さん。たしかに、このような人たちは文句を言わないかもしれませんが、心の中に不満をためこんでいるかもしれませんよ。

✲沈んだ気持ちは「身体を動かす」と軽くなる

運動はストレス解消に最適です。

人間は感情の動物ですから、その感情を抑制するためには、脳の理性的な働きが必要です。理性的な働きは、大脳新皮質が担当しています。

運動を命令する神経も大脳新皮質にありますから、運動をして大脳新皮質を活性化させることが、感情を抑制する理性の働きを活性化させることにつながるのです。

「運動をして汗を流したら、嫌な気分が吹っ飛びスッキリした！」

みなさんも、そのような経験があるでしょう。

イライラやムカムカといった不快な感情が湧いてきたら、何でもいいですから、とにかく身体を動かすことが有効だということです。

ウォーキングやジョギングなど、太陽を浴びながら身体を動かせば、生体時計がリセットされるため、なおさら良い条件が重なります。

怒りっぽい人や気分が沈みがちな人の多くは、身体を動かす機会が少ない傾向にあります。

逆に、普段、**運動をする機会が多い人ほど、感情を抑えるのが上手**と言えるのです。

1日中、パソコンの前に座り続けている人も多いでしょう。そのような人は、特に意識的に運動をすることを心掛けてください。

週末くらいは気分を変えるためにも、外出して太陽を浴びながらのんびりと歩いてみてはいかがでしょうか?

✲嫌な感情は「しまうのではなく、ノートに書く」

「気持ちを整理する」うえで大切なことは、自分の気持ちを客観的に見ることです。

一番簡単な方法は、書いたり話したりすることだと思います。

毎日、日記を書いたり、家族や同僚たちと話をしたりする。

これは決して余分なこと、時間の浪費ではありません。自分の気持ちを客観的に見て、整理をするためにとても大切なことです。

特に私がおすすめしたいのは、自分の気持ちをノートに書くことです。

1、自分の気持ちを正直に書き出す

2、思いに偏りがないかを確認する

文字に感情はついてきません。たとえ、どんなに嫌なことがあったとしても、文字にした時点で、それは客観的なものに変わります。

ですから、自分の気持ちを冷静に振り返るうえで、書くという行為は有効なのです。文字にすることで、それまで気づかなかった意外な発見をすることがあります。

「なぜそのような気持ちになったのか？」

「他人はどう思っているのか？」

そうしたことを繰り返すことで、次第に**「気持ちを整理する力」**がついてきます。

ぜひ、あなたも取り組んでみてください。

✲ムシャクシャする日は、「思い切り泣く」のもいい

「あえて気持ちを表に出してストレスを解消する」

この方法は、原始的ですが効果は非常に高いと思います。

人間は理性を持っていますが、動物でもあります。本能的な状態に戻るという意

味でも、感情を吐き出すストレス解消効果は高いものがあります。

ストレス発散の基本は「リリース」です。リリースとは「解消」を意味します。たまったものを、追いやって洗い流す。

時には「週末号泣」などという方法もあります。週末に感動する映画を見て号泣し、一週間分のストレスを涙と一緒に洗い流すという方法です。

以前から、**「泣くこと」は「笑うこと」よりストレス解消効果がきわめて高い**と言われています。

もちろん、「泣くのはちょっと……」などと思う人もいるでしょう。**感情を吐き出せるものであれば、何でもいい**のです。

私の友人に、自宅に帰ったら、必ず部屋で大好きな「ローリング・ストーンズ」の曲を聴き、心を躍らせるという人もいます。それで自分の気持ちがスッキリするのですから、彼にとっては、好きなアーティストの曲を聴くことが、一番のストレス解消法ということです。

誰にも気兼ねなく、「自分の世界に没頭する」ことが大切なのです。

ただ、いずれにせよ、それができる自分の隠れ家、あるいは「パーソナルスペース」とも言うべき場所が必要です。

ですから、どんなに狭くてもいいので、自分だけの大事なスペースをつくってみてください。

✲心が疲れたら、「マイペース」を思い出そう

「マイペース」という言葉は、社会性がなく自分勝手のように聞こえます。

しかし、いい意味でマイペースを貫くということは、「気持ちの整理」には大切なことです。

誰も人の気持ちまで整理はしてくれません。そもそも、人の気持ちを細かく理解することと自体に無理があるのです。

いつも他人のことに気をつかい、神経をすり減らしている人がいますよね。

接客業のような職業の人は、しかたのないことですが、それがプライベートにま

で及ぶと苦しくなります。

日々のストレスは、積み重なる前に解消するのが基本です。

そこで、自分のペースを維持するために、**「自分の儀式」をつくる**ことをおすすめします。自分1人の「安全地帯」とも言うべき時間を過ごすのです。

- **朝早く起きて、すぐに窓を開け、空を眺めてみる**
- **風を感じ、「今日はどういう日かな」と想像する**
- **お気に入りの紅茶をゆっくり味わってみる**

旅客機が滑走路の端で一旦止まるように、「今日という日」が始まる前の時間、このようなゆっくりするひとときを味わってみたらいいかがでしょうか？

気持ちを整理する時間、リセットする時間は、1日のうちに何度つくってもいいと思います。その時間を過ごすたびに、あなたは「自分のペース」を取り戻すことができるのですから。

03 上手に「気持ちを整理する」私の習慣

✲「起床・就寝」のリズムを一定にするだけ

参考までに、私の「気持ちの整理術」、つまり、「感情コントロール法」をご紹介しましょう。人によっていろいろなやり方があると思いますので、自分流にアレンジしてみてください。

私が日々大切にしていることは、ごく基本的なものです。

一番は、**「自分の持っている生体時計に逆らわない」**ということです。それが、気持ちの整理にも、頭の働きにとっても、合理的だと思うからです。

基本的に人は、睡眠ホルモンのために、朝起きてから約15時間後には眠くなります。

私はだいたい午前5時か6時には起きていますから、夜の9時頃には自然と眠くなります。この**起床、就寝の時間は、毎日ほぼ一定**しています。

日曜日も同じです。ほとんど1時間と狂わないでしょう。毎回の食事時間も一定しており、午前7時、12時、午後7時の3回に必ず取ります。

私の生体時計の目盛りは、この起床、就寝、食事の時間が基本の目盛りとなっています。そしてほとんどの活動時間は、午前9時から午後6時までで、その前後は、あまり活発に動いてはいません。

ほかには、次の5つのキーワードを大切にしています。

1、感情をはっきり表す

「うれしい」「悲しい」をはっきりと表情に出すことを意識しています。

2、身体を動かす

私は毎日2万歩を基準に歩いています。

「自分の世界」で存分に遊んでみる

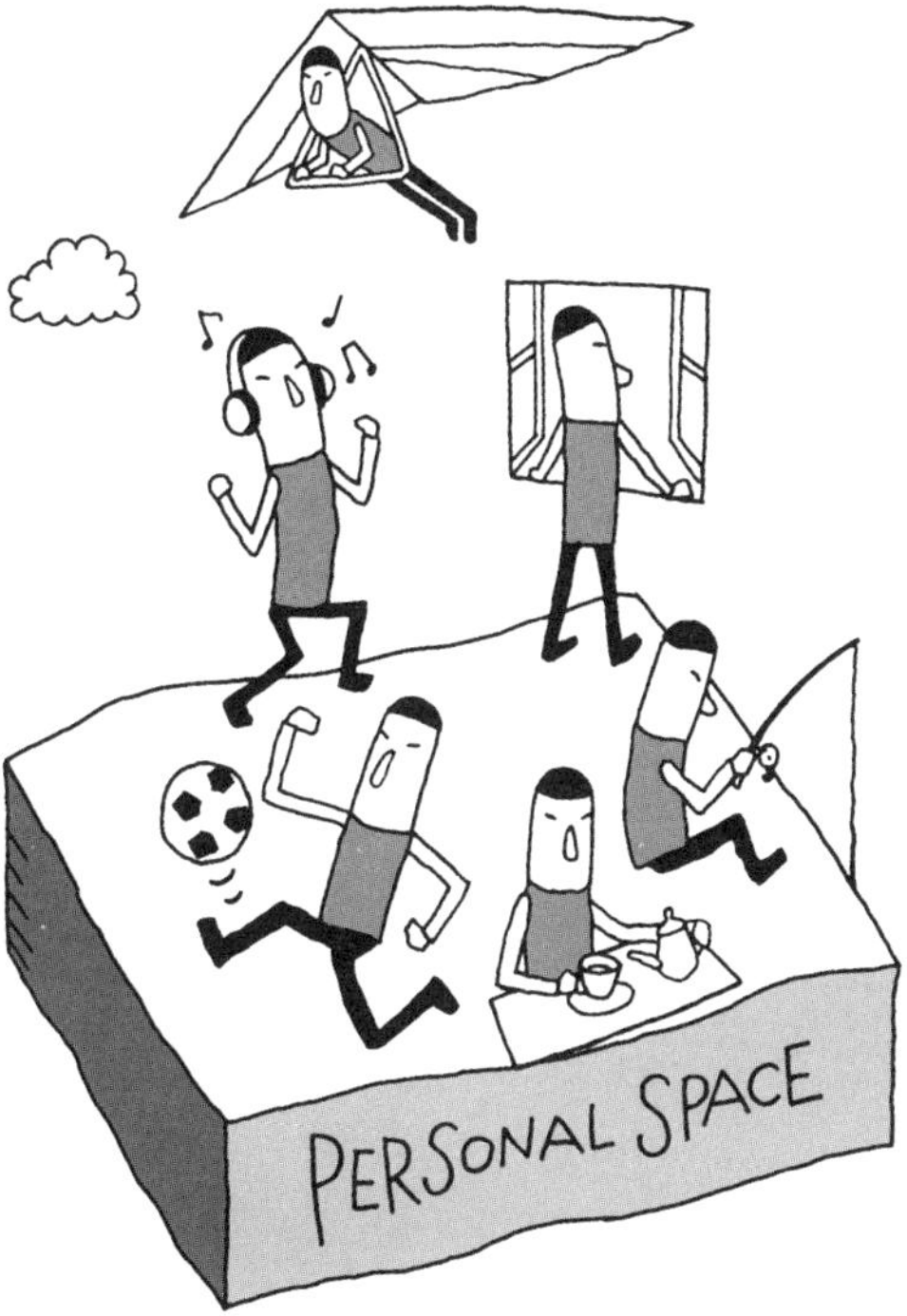

趣味を楽しむ人ほど頭もよく働く！

3、パーソナルスペースを持つ

自分の趣味を大切にしています。私は昔から、スポーツや飛行機が大好きで、それに関する情報収集は今でも欠かしません。私にとって趣味は、誰にも侵されない「心のパーソナルスペース」となっています。

4、「自分を客観視する」努力をする

私は、つねに何でも書いていいノートを持っています。そこに、仕事の予定、気がついたこと、覚えておきたいこと、何でも書いています。

また、わからないことがあると、遠慮なく話を聞きます。

「そんなことも知らないの？　医者でしょう」

家族からはこんなセリフも言われますが、気にしません。「わからないことはわからない」のですから、その場で解決するようにしているのです。

5、「自分のペース」を大切にする

これについては最初の生体時計の話でおわかりでしょう。かなりマイペースで自分勝手な生活をしています。

04 ストレスを「心の原動力」に変えてしまう

※「能力の1・5倍の負荷」が脳にちょうどいい

ストレスはそれが積もり積もれば、脳にも身体にも悪影響を及ぼしますが、それも程度問題です。「適度なストレスは、前に進む原動力」になることがあるのです。

スポーツを考えてみてください。毎日ある程度の厳しい練習を繰り返さなければ、試合に勝てる体力・技術は身につきません。

仕事でも同じで、ある程度のつらい作業をこなしていかなければ、技量は磨かれないのです。

気をつけなければならないのは、以下の3つのストレスです。

1、「過剰」なストレス
2、「継続」するストレス
3、「繰り返す」ストレス

脳にも限界がありますから、許容量を超えた過剰なストレスは避けなければなりません。どう考えてもできないことに挑戦することは、無謀ということです。

適度な負荷とは、自分が現在持っている能力の1・5倍が目安です。

また、その負荷に耐えるコツは、**「いつまでという制限をつけること」**です。

ゴールが見えれば、たとえ自分の能力の1・5倍程度の負荷であったとしても、脳は耐えることができます。

何日も残業が続くような厳しい仕事でも、期限が決められていれば、この仕事が終わったら、「思い切りツーリングを楽しもう」「買い物に出かけよう」などと思い、かえってモチベーションを高めることにつながる場合もあります。

また、「将来役に立つ」「自分の身になる」といったことならば、納得して携わることができるでしょう。

しかし、終わりが見えなければ、それも、変化もなく毎日、同じ作業の繰り返しなどということであれば、意欲が湧くはずもありません。

前に進むどころか、意欲も効率も著しく低下し、挫折の原因になるだけです。「過剰」「継続」「繰り返す」ストレスだけは、前に進む原動力とはならず、自分を後退させる悪者と覚えておいてください。

✲1日1つ「苦手なことに挑戦しよう」

感情をうまくコントロールするためには、1日の生活の中で、感情を刺激するものを「6対3対1」の割合にすることが大切です。

「好ましいこと」が6割、「あまり好ましくないこと」が3割、「嫌なこと」が1割。

この割合になるように1日の仕事を調整することができれば、理想的です。

「好ましいこと」とは、「うまくできたこと」「楽しかったこと」「大変だったけど、自分のためになったこと」、なども含みます。

ためしに、あなたも、今日1日の活動内容を紙に書き出してみてください。

うまくできたことは、どのくらいあったでしょうか？

不思議に思われるかもしれませんが、できたことが多すぎても、頭の働きには好ましいとは言えません。緊張感が低下し、気持ちが緩んでしまうからです。

反対に、できなかったことが多すぎると、今度は意欲が低下してしまいます。

ですから、意識的に、**毎日何か1つだけ、「嫌なこと」「苦手なこと」に取り組む**ようにするといいと思います。

「やる気を維持する」にもコツがあるのです。

「目標に手が届きそうで、頑張れば結果が出ると希望が持てる」

「自分の仕事が面白い。目標に向かっている。会社や組織で意思決定に参加できる立場にある。周囲から期待されている。人より抜きん出ていると感じる」

人は、「希望」「充実」といった要素が満たされれば、やる気を維持できるのです。

05 「折れない心」をつくる3つの方法

✲「耐える」「逃がす」「発散する」心のすごい力

私たち人間には、心を健康に保とうとするメカニズムが備わっています。簡単にまとめると、次の3つの方法です。

①耐える
②逃がす（対処する）
③発散する

これらのメカニズムが破綻すると、いろいろな症状が出てきます。たとえば、頭痛や吐き気、意欲の低下、そして、不機嫌、ヒステリックなど、感情面の症状です。

これから、簡単に心のメカニズムについて説明したいと思います。

①耐える……欲求不満耐性

欲求が何らかの理由で満たされない状態のことを、欲求不満と言います。誰でも欲求不満になると、心の緊張を解消するため、さまざまな反応をします。

代表的なものが、「他人に対して攻撃的になる」「現実から逃避する」といった反応です。

すぐに怒りを爆発させるような人がこのタイプと言えます。

一方で、欲求不満に陥っても、その状態に耐え、じっと我慢して待つことができる人がいます。

欲求不満に**「耐える・乗り越える能力」**のことを「欲求不満（フラストレーショ

「感情に振り回されない」コツ

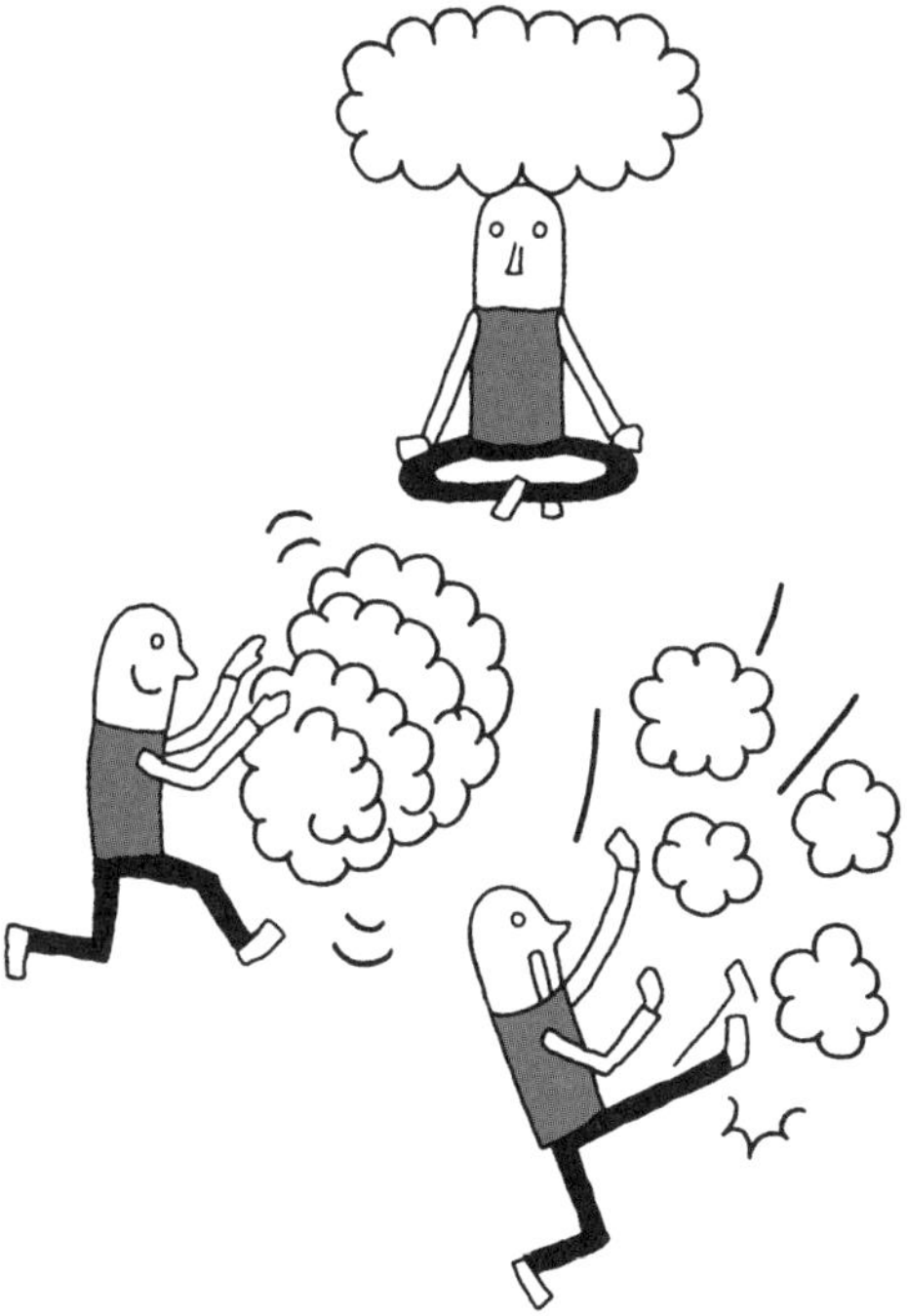

「ストレスに負けない」自分！

ン）耐性」と言います。

この能力は生まれつき備わっているものではありません。具体的には、誰かお手本となる人がいると、強化されるようなものです。長男よりも次男のほうが忍耐強かったりしますが、この原則を考えるとよく理解できます。

②逃がす（対処する）……自我防衛機制

防衛機制とは、自分の心のありようをうまく変形させ、外からのストレスを逃がすというやり方です。つまり、柔軟な考え方や対処が、自然にできるような心のメカニズムです。どのような行動なのか、例を挙げてみましょう。

昇華……抑えられた欲求をスポーツ・芸術などに向けて発散させる。非社会的な欲求を、社会に受け入れられる価値のある行動へと置き換えること。

（例）：失恋したので激しく運動をして、そのことを忘れようとする。試験に落ちてむしゃくしゃする感情をボクシングで発散した。

合理化……満たされなかった欲求に対して、自分に都合のよい理由をつけて正当化しようとすること。

（例）：「あの日は、おなかが痛かった」などと体調のせいにする。

補償……劣等感を他の方向で補う。自分の不得意な面を他の面で補おうとする。

（例）：勉強がダメだから、得意なスポーツに打ち込む。

摂取……他人の業績を自分のことと思い込んで満足すること（自我拡大）。直接関係ないのにもかかわらず、自慢したり喜んだりすること。

（例）：同じ学校から優秀者が出たら、「彼は私の教え子」などと言う。

注目を集める……自分に注目を向けさせることで自己満足し、心の安定を得る。

（例）：ささいなことでも大げさにアピールする。

③発散する……カタルシス

これは、心の中にたまった欲求不満を言語化、行動化することで発散する方法です。ちなみに、カタルシスとは、**「精神の浄化作用」**のことで、心の中にたまっていたおりのような感情が解放され、気持ちが浄化されることを意味しています。

みなさんも、日頃、何気なく行なっている方法だと思います。

例を挙げてみましょう。

同僚や友人に愚痴を言う。やけ酒、やけ食いをする。スポーツで身体を動かし、欲求不満を発散する。

いかがでしたか？　みなさんも何らかの理由で「自分の心が折れそう」になったとき、この3つの方法を思い出して、上手に乗り切ってください。

6章

さあ、今日から「冴える頭」になろう！

01 この頭の働きが「当たり前」になる！

✲「当たり前」をやり続けると「最高」になる

ここまで「頭の働きを最高によくする方法」について、いろいろな側面からお話をしてきました。

たぶん読者のみなさんにとって、「当たり前」と思われるようなことが多かったのではないでしょうか？

何か1つのことをすれば、「頭がすばらしく働くようになる」。そのような魔法の道具や薬は存在しません。

頭を最高に働かせようと思ったら、基本的なことを忠実にコツコツとするのが一番の近道なのです。

頭の働きを阻害するような悪い習慣をやめ、「生活リズム」を安定させる。

頭の働きを高めるための努力をコツコツ続け、いつでも使えるように準備を怠らない。

これが基本であり、頭を最高に働かせる方法でもあるのです。

「当たり前のことを、当たり前にやるのが、一番難しい」

「当たり前を続けると、特別になる」

これは、私が大好きなプロ野球球団・中日ドラゴンズの監督として、チームを4度のリーグ優勝に導いた落合博満氏の言葉です。

この言葉を読者のみなさまに贈りたいと思います。この言葉の意味を正しく理解して、それぞれの分野で活躍していただきたいと願っています。

最後に、本章では、「頭の働きが最高にいい状態」が当たり前のように標準化するうえで、特に大切だと思われる方法を厳選してご紹介します。これまでの章をおさらいするつもりでお読みいただければ、一層の効果が期待できるでしょう。

02 朝起きたら、「今日の予定」を見直す

✲朝一番に、「その日一番重要なこと」を確認

朝は、トラブルが起きやすいため、慎重に行動するべき時間帯です。

「今朝、些細なことで妻と口論になった。あんなことを言わなければよかった」

「大切な資料を玄関に置いてきてしまった。前の日に用意しておいたのに！」

このような経験をお持ちの方もいるのではありませんか？

朝起きたばかりは、脳は感情が優位に動き、しばらくたたないと理性的に働きません。ですから、脳の**理性的な機能を立ち上げる十分な準備時間が必要**です。

私は、朝なるべく早く起きるようにしています。たぶん、家族では一番だと思い

ます。十分な準備時間を使い、脳を立ち上げてから職場に到着するためです。

早く起きたからといって、特別すごいことをしているわけではありません。

ほとんどの時間を、犬の散歩と自宅の雑用、今日する仕事の整理整頓に使っています。

ただ、その中で意識しているのは、**「今日1日の仕事を具体的に確認する」**ということです。

まず、人と会う約束を、「①時間、②内容」の順で確認していきます。

次に今日の予定を、「午前、午後、夜」に大まかに分けて確認します。最初に大きな項目を確認し、次に詳細を確認するという順番です。

自分の行なうべき行動をつねに確認する。これは社会生活をしていくうえで非常に重要で、最も基本としなければいけないことです。

なぜ、それを朝に行なうかというと、起床時の脳には特徴があるからです。

これまで説明してきましたが、起きたばかりの脳は冴えていません。この頭が冴えない時間帯に、一番大切なこと——「今日の予定の確認」をあえて行なうのです。

情報は1つきっかけとなることが理解できると、それと関連する情報も引き出しやすくなります。

ですから、今日するべきことを、まず朝に繰り返し「確認」することが大切です。そうすることで、**その日の行動にゆがみが起きにくくなる**のです。

考えてみれば、どんな世界においても、リーダーと言われる人は一般に早起きです。たしかに年齢が高くなると睡眠が浅くなり、早起きとなります。

ですが、私はそれだけではないのではないかと考えています。

リーダーをしている人たちは、その責任が重くなればなるほど、脳を立ち上げる準備時間が長く必要になると思います。そのため、経験的にこのくらいの時間に起きる必要があると時間を割り出しているように思います。

早寝早起き、十分な準備時間が、頭の働きにとっては大切なのです。

03 「テキパキ動く」と脳は冴える！

✲まずは、「簡単な仕事から」始めよう

仕事の取りかかりは、比較的「簡単なものから始める」。これが、頭を効率的に働かせるコツです。

じっくり考えなくてもできる簡単な作業は、テキパキと片づけることができるでしょう。じつは、**「テキパキ片づける」こと自体、脳に軽い興奮状態をもたらします。**その興奮が、「頭の回転を加速させる」わけです。

最初の段階で、ある程度の数の仕事をこなすことができれば、「もう、こんなに終わった」という達成感が得られます。この達成感が、次の仕事に取りかかる原動

力となり、仕事の効率を一気に高めることにつながるのです。

脳が活動を始めたばかりの段階では、「好き・嫌い」といった感情が大きく作用します。いかに、脳に不快な感情を起こさせず、理性的な働きを起こさせるかが頭の働きを安定させるポイントです。

その意味では、「仕事が片づいた」「気持ちいい」といった**ポジティブな感情を刺激することは、頭の働きにとってプラスに作用する**と言えるでしょう。

これは、マラソンを走り始めた最初の10分間の状態と、とてもよく似ています。誰でも、走り始めた直後は苦しいものです。おなかが痛くなるなど、体調不良を訴える人が出てくるのも、この時間に集中します。

ところが、最初の10分間をすぎると、次第にペースがつかめてきて、足が自然と前へ進むようになっていきます。「次は、あのコーナーまでたどり着こう」というように、目標を設定して、前向きに考えることができるようになるのです。

仕事を効率よく進める方法も、これとまったく一緒です。まずは、「簡単にできる」仕事から始めることを心掛けてください。

この「頭の働き」で やりたいことが実現！

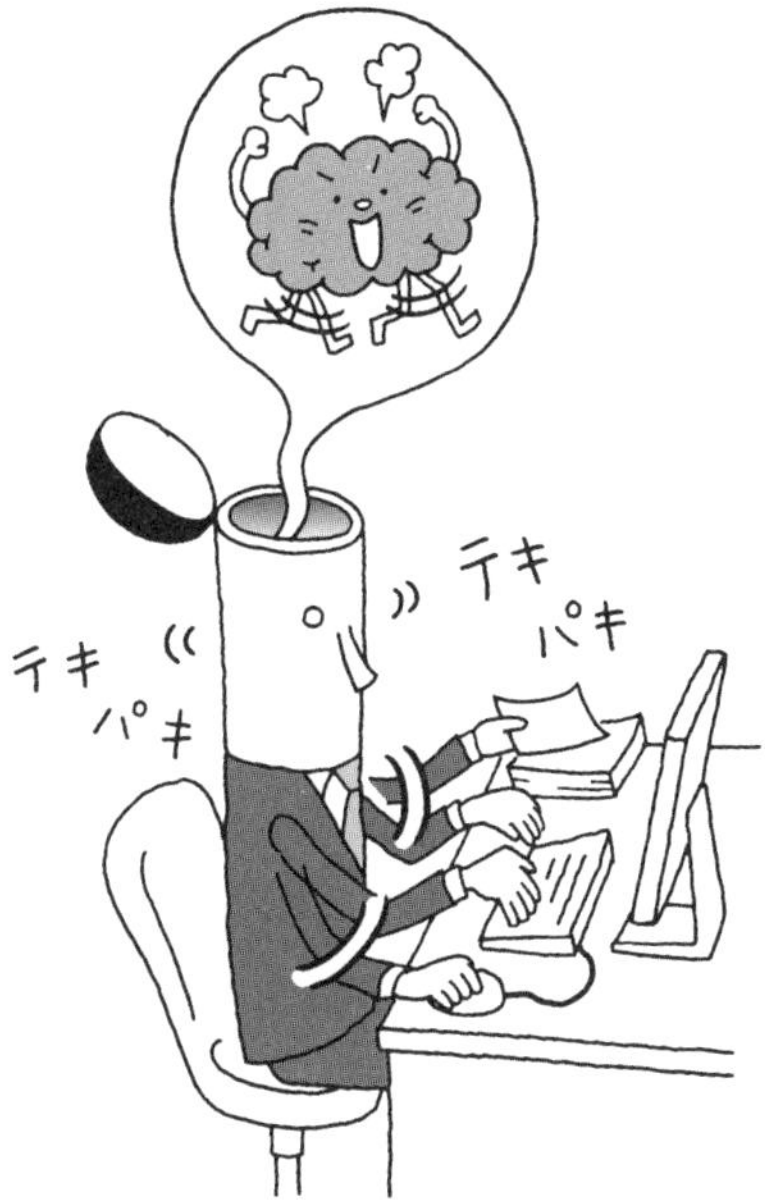

どんどん「仕事が片づく」！
ますます「頭が冴える」！

04 嫌なことほど、「なるべく早く取りかかる」

✲脳が「不快に感じる時間」を短縮！

誰でも気分の乗らないことは後回しにしてしまいがちです。

嫌なことに対処しようとするときには、脳で理性的な処理の前に感情的な処理が加わります。そのため、「嫌だな」「やりたくないな」と思うと、通常よりも作業に時間がかかってしまいます。

特に、前に嫌な思いをしたり、失敗をしたりといった苦い経験があると、なおさらです。

あれこれ考えてはみるものの、躊躇《ちゅうちょ》してしまい、なかなか手がつけられない。そこで、嫌なことから目をそらし、違う仕事に取りかかろうとします。

ところが、時間がたっても何も解決しないため、「いざ、やろう」と思ったときに、また同じことを繰り返してしまい、悪循環に陥ってしまうことになるのです。

頭ではわかっていても、本能的に避けてしまうことはあるでしょう。

しかし、嫌なことを一時的に回避できたとしても、何も解決しません。むしろ、嫌な感情が強化され、かえって、「心理的なハードル」を自分自身で上げてしまうことにもなるのです。

脳は怠け者です。たとえ、一時的に「嫌なこと」を取り除いたとしても、**すぐにまた、脳は嫌なものを発見する**という特質があるのです。

ですから、脳が**「嫌だと感じる時間をなるべく短縮する」**工夫をしたほうが、かえって効率的なのです。具体的には、嫌なこと、苦手なことは、10分単位で終わらせるということです。

「嫌なことには、なるべく早く取りかかる」「嫌なことは長時間続けない」

それを頭に入れながら、日々の仕事に取り組んでみてください。

05 1日に、「3つの課題」が脳に効く！

※まずは、「最低限」から始めるといい

規則正しい生活は、脳だけでなく身体の健康にも大きな影響を及ぼしています。

朝、定刻に起き、太陽の光を浴びると、脳の生体時計がリセットされます。

同じように、朝ごはんを食べると、内臓の生体時計がリセットされます。

こうしたリセットを繰り返すことで、身体全体の生体時計が周囲の腕時計や壁にかけた時計ときちんと合ってくるのです。

時計と身体の生体時計がほぼ同じ時刻で動くことは、**身体の各部分が一番効率のいい働きをする**ということです。

生活リズムが不規則になると、脳の機能がうまく働かなくなり、「疲労しやすい」「感情的になりやすい」といった弊害が生じます。

基本的に脳はラクをしようと考える組織ですから、「自分の能力と比べラクなこと」ばかりしていると、脳もどんどんラクをするようになるのです。

そこで、頭の働きを維持するためにも、私は「1日、最低3つの課題をこなす」ようにしています。

そうしたルールを決め、ある程度、脳を規制したほうが、頭の働きにとってはプラスに作用するのです。

課題のつくり方は人それぞれでいいのですが、あえて基準を設けるとすれば、次の2つを満たすようにするといいと思います。

1、自分の「能力を維持する」

2、「最低限度」でいい

人はどんなに慣れている仕事でも、しばらくしないでいると、すぐに力が低下してしまいます。ですから、いつも訓練をし、少しでも向上しようとすることは大切なことです。

もちろん、どうしても調子が出ない日もあるでしょう。無理をする必要はないのです。**ほんの少しの時間、取り組むようにするだけでもいい**と思います。

脳も「活動する・休む」のリズムで動かしていないと、いざというときに使えません。

身体が規則正しい生活で維持されるように、脳の働きも毎日の規則正しい活動時間によって維持されているのです。

特に、専門家と言われるような分野の方々は、毎日の生活の中に専門能力を維持するための仕事時間をつくることです。

このように考えてくると、限られた24時間という時間のすごし方も、おのずと変わっていくでしょう。

まずは、「できること」から始めよう！

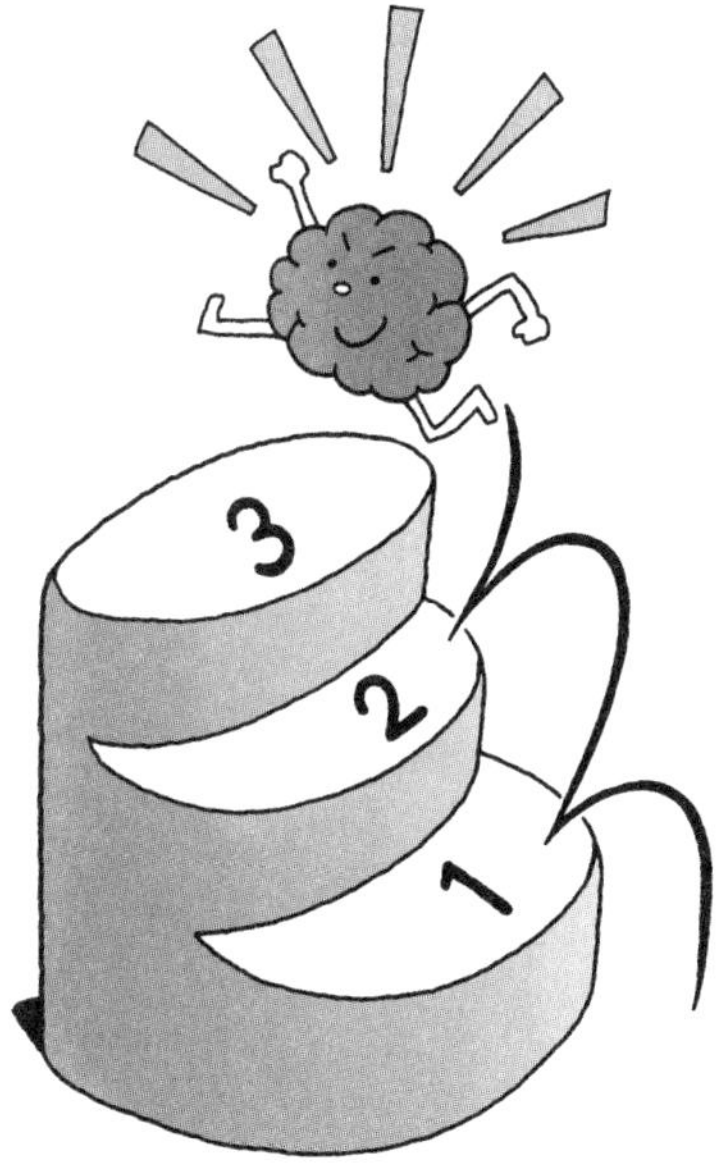

1日3つの課題をクリアすると、
いつかとんでもないことができる！

06 「人に説明するつもり」で記憶しよう

✲「声に出して言える」ことが本当の知識

情報を「入力したら、必ず出力する」。これが頭の働きをよくする基本です。

たとえば、「わかった。理解した」と思ったことでも、必ず「声に出して確認する」ことが大切です。それが、思い込み、見落とし、理解不足を防ぐとともに、記憶の定着率を上げるコツと言えます。

新幹線の運転士が行なう「指差し呼称」を思い浮かべてみてください。

「信号60、戸閉め点、発車時刻よし！」

このように、運転士は計器を1つずつ指差し、声を出して確認しています。きちんと手順を踏むことで、車両を動かしているのです。

ＪＲ東海の方は、「声に出し確認することで、意識と行動を一致させられる」と言っていましたが、たしかにそのとおりだと思います。

ものを見ただけでは、脳の情報が入力されたかどうかはわかりません。声に出して出力することで、初めて脳に入力されたことが確認できるのです。

「わかっている」と思っているだけでは何の確証もありません。わかったものは人に話す。うまく話せたら、たしかによく理解できています。

もしも、**うまく話せなかったとしたら、理解が不十分だったということ**です。

これは、「記憶の定着率を上げる」場合も同じです。たとえば、覚えたことは、必ず一度声に出して確認をするのです。

さらに、家族や友人など、**「誰かに説明をするつもりで覚える」**と、記憶の定着率はグンと高まります。

知識を確実に理解できるように、覚えたことは必ず一度口に出して言う習慣を身につけましょう。

07 眠りながら「頭をよくする」習慣

✲寝る前は、「サラッと本を読む」といい

寝る前に、英会話の勉強をしたり、本を読んだりする人もいるでしょう。脳の特性から見たら、寝る前に勉強をすることはとても有効だと思います。

ただ、あまり熱心にやってしまうと、頭が冴えてきてしまい、眠りに入りにくくなるため、加減が必要です。

私は、**眠る前の勉強は中途半端にやったほうがいい**と考えています。

たとえば、英会話の勉強なら、文法やフレーズを3つ程度、暗記するといった具合です。

なぜ、3個程度かはもうおわかりでしょう。「マジックセブン」という言葉があるように、人が記憶をできるのは、「5±2」、つまり、最大7個、最低3個程度です。ですから、寝る前にせいぜい3つ程度を覚えるくらいでいいでしょう。意識してほしいのは、「声に出して内容を確認する」ということです。

睡眠のおもな目的は、**①脳の疲労回復**、**②身体機能の修復**、**③脳の情報整理**の3つがありますが、③の「脳の情報整理」の働きを利用して、学習効果を高めようというわけです。

脳は私たちが寝ている間も活動をしており、頭の中の情報を自動整理しています。記憶の定着をはかったり、脳に入力された内容を整理統合したりしているわけです。「復習睡眠」という言葉がありますが、この「脳の情報整理」の働きを言い表した言葉だと思います。

記憶は、何といっても「繰り返し」が大切ですから、翌朝、もう一度確認をしておくと、さらに学習効果は高くなります。寝る前に本を読む習慣がある人は、翌朝、思わぬアイデアが浮かぶこともあるでしょう。

08 歩く習慣が「頭の働き」をさらによくする！

✲「1日2万歩」が冴える頭の基本

歩くことは、頭の働きをよくする一番簡単な方法かもしれません。

では、どのくらい歩いたらいいのでしょうか？

私は、**朝起きてから、夜寝るまでの間で、「1日2万歩」**を基準と考えています。

ただこれ以上は必要ないと思います。これ以上続けると、足の裏が痛くなり、毎日歩き続けるのが困難となるからです。

もう1つ理由があります。時間がかかるからです。

1日24時間の中で、活動している時間は限られています。ですから、効率よく時間配分を考えなければなりません。２万歩ですと、だいたい１時間はかかると思います。しかし、毎日、１時間歩くのは面倒な気がします。

ですから私は、**まとめて一度に２万歩歩くことはありません**。記録が大切ですから、朝起きたらポケットに「万歩計」を入れ、夜寝るまでずっと入れていて、寝るとき数字を確認します。それで「１日２万歩」が目標です。

病院でも、少し時間が空いたら他の施設まで歩いて行きます。外出するとき、勤務先の北品川から品川までは京浜急行電車で一駅ですから、時間に余裕のあるときには歩いてしまいます。とにかく、**移動の原則は歩き**と考えています。

歩行は、①脳全体に血液を送るため、②「やる気」を起こす脳の準備運動（作業興奮）のために、とても簡単でいいと思います。

脳の毛細血管には血管を拍動させる筋肉がありません。ですから血液がたくさん流れてくれれば、その分の量だけ血液がたまるような構造になっています。

また、脳には手足の筋肉のようにエネルギーをためている貯蔵庫がついていません。ですから、いつも脳の血管の中をたくさんの量が流れていなければ、活動も十分にできないのです。

毎日よく外出し、手足をよく動かしていることは、脳の神経活動を活発にし、結果的に脳にもたくさんの血液が流れてくることになります。

机でパソコンを静かにじっと眺めている状態は、脳には維持量の血液しか流れないことを意味します。

健康のためにも、1日に一度は外に出て、日に当たるようにしてください。そしてできたら、15分間でもいいですから散歩をしてみてください。

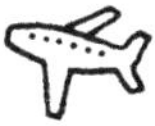

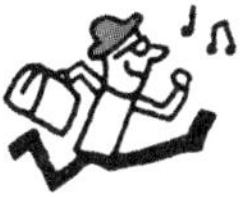

本書は、本文庫のために書き下ろされたものです。

築山　節（つきやま・たかし）
一九五〇年、愛知県生まれ。医学博士。財団法人河野臨床医学研究所附属北品川クリニック所長。日本大学大学院医学研究科卒業。埼玉県立小児医療センター脳神経外科医長、河野臨床医学研究所附属北品川病院長を経て現職。脳神経外科専門医として数多くの診断治療に携わる。一九九二年、脳疾患後の脳機能回復を図る「高次脳機能外来」を開設。
著書に、『フリーズする脳』『脳が冴える15の習慣』『脳と気持ちの整理術』『脳が冴える勉強法』（以上、NHK出版）などの話題作がある。

知的生きかた文庫

頭《あたま》の働《はたら》きが「最高《さいこう》によくなる」本《ほん》

著　者　築山《つきやま》　節《たかし》
発行者　押鐘太陽
発行所　株式会社三笠書房
〒一〇二-〇〇七二　東京都千代田区飯田橋三-三-一
電話〇三-五二二六-五七三四〈営業部〉
　　〇三-五二二六-五七三一〈編集部〉
http://www.mikasashobo.co.jp
印刷　誠宏印刷
製本　若林製本工場

ISBN978-4-8379-8109-1 C0130

知的生きかた文庫

時間を忘れるほど面白い雑学の本

竹内 均【編】

1分で頭と心に「知的な興奮」！ 身近に使う言葉や、何気なく見ているものの面白い裏側を紹介。毎日がもっと楽しくなるネタが満載の一冊です！

頭のいい説明「すぐできる」コツ

鶴野充茂

「大きな情報→小さな情報の順で説明する」「事実＋意見を基本形にする」など、仕事で確実に迅速に「人を動かす話し方」を多数紹介。ビジネスマン必読の1冊！

「1冊10分」で読める速読術

佐々木豊文

音声化しないで1行を1秒で読む、瞬時に行末と次の行頭を読む、漢字とカタカナだけを高速で追う……あなたの常識を引っ繰り返す本の読み方・生かし方！

もの忘れを90％防ぐ法

米山公啓

「どうも思い出せない」……そんなときに本書が効きます。もの忘れのカラクリから、生活習慣による防止法まで。簡単にできる「頭」の長寿法！

たった3秒のパソコン術

中山真敬

「どうして君はそんなに仕事が速いの?」——その答えは本書にあった！ これまでダラダラやっていた作業を「たった3秒ですませる法」をすべて紹介。

C50162